MALADIES CHRONIQUES

TRAITÉES

AUX EAUX MINÉRALES D'AULUS

DE 1848 JUSQU'A CE JOUR

Par le docteur BORDES-PAGÉS

MÉDECIN-INSPECTEUR DE CES EAUX
ANCIEN CHEF DE CLINIQUE MÉDICALE DE LA FACULTÉ
DE MÉDECINE DE MONTPELLIER
LAURÉAT DE L'ACADÉMIE DE MÉDECINE DE PARIS

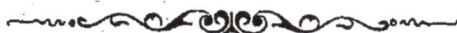

TOULOUSE

CHEZ FERRÉ, LIBRAIRE, RUE ALSACE-LORRAINE

—

AULUS

AU BUREAU DE L'ADMINISTRATION DES EAUX

—

1879

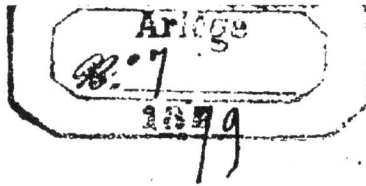

MALADIES CHRONIQUES

TRAITÉES

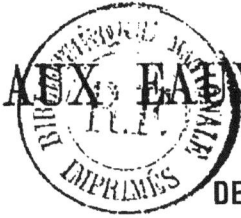

AUX EAUX MINÉRALES D'AULUS

DE 1848 JUSQU'A CE JOUR

Par le docteur BORDES-PAGÉS

MÉDECIN-INSPECTEUR DE CES EAUX
ANCIEN CHEF DE CLINIQUE MÉDICALE DE LA FACULTÉ
DE MÉDECINE DE MONTPELLIER
LAURÉAT DE L'ACADÉMIE DE MÉDECINE DE PARIS

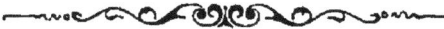

TOULOUSE
CHEZ FERRÉ, LIBRAIRE, RUE ALSACE-LORRAINE

AULUS
AU BUREAU DE L'ADMINISTRATION DES EAUX

1879

MALADIES CHRONIQUES

TRAITÉES

AUX EAUX MINÉRALES D'AULUS

DE 1848 JUSQU'A CE JOUR

PUBLICATIONS DU MÊME AUTEUR

Du rapport entre la forme et la fonction des organes. — Montpellier, 1843.

De l'habitude (Compte-Rendu des leçons de M. Flottes). — Montpellier, 1844.

Clinique médicale de Montpellier (Compte-Rendu des observations recueillies à l'hôpital Saint-Éloy, depuis le 1er avril 1843 jusqu'au 1er avril 1845).

De quelques rapports entre la pensée et l'organisme (Thèse pour le doctorat). — Montpellier, 1845.

Histoire des doctrines médicales. Vie, travaux et doctrine de Paracelse, de Van-Helmont, de Stahl. — Paris, *Revue indépendante* et *Union médicale*, de 1846 à 1848.

Existe-t-il plusieurs espèces de phthisies pulmonaires ? En cas d'affirmative, préciser leur traitement (Thèse de concours). — Montpellier, 1849.

Notice sur les eaux minérales d'Aulus et sur le Couserans. — Toulouse, 1850.

Du traitement des maladies syphilitiques par les eaux minérales d'Aulus. — Bruxelles, 1874.

Diverses publications sur des sujets d'intérêt public, notamment sur un projet de percement des Pyrénées par la vallée du Salat.

SOMMAIRE DE LA PREMIÈRE PARTIE

I

Les stations d'eaux minérales se prêtent bien à l'étude des maladies chroniques. Il y vient des sujets de toutes les conditions et de tous les pays, offrant les affections les plus variées, depuis les simples incommodités jusqu'aux maladies les plus graves et les plus désespérées; ces sujets ont quelquefois essayé des traitements de toute sorte ; ils viennent compléter aux eaux thermales une cure inachevée, chercher à des sources, plus ou moins renommées, une guérison qu'ils n'ont pu trouver ailleurs ou tout au moins un soulagement, une diversion à des maux devenus intolérables.

Souvent les malades qui ont éprouvé les bienfaits d'une eau minérale, y retournent à certains intervalles ; en sorte que, pour des affections qui exigent plusieurs années d'observation, le praticien peut remarquer les évolutions et les transformations des maladies, l'influence de l'âge, du régime, des professions, et les effets des traitements les plus opposés.

Enfin, outre l'action curative propre à leurs sources, la plupart des stations thermales offrent des conditions de salubrité que n'ont pàs toujours les villes ni leurs hôpitaux. L'air pur et frais des montagnes, la soustraction du sujet au foyer où il a contracté la maladie, le calme de l'esprit et l'absence de toute préoccupation professionnelle, joints à un exercice modéré du corps et à un bon régime alimentaire, ne sont-ils pas déjà un puissant remède ?

Dans les grandes cités, ce n'est pas seulement la classe ouvrière qui se trouve dans de mauvaises conditions hygiéniques ; les classes plus élevées ne sont guère mieux partagées.

Le commerçant, l'avocat, le magistrat, le financier, l'homme d'études, l'agent d'affaires, qui passe sa vie, dans son cabinet, enfermé comme dans une prison, l'œil sur ses papiers, et la tête pleine de calculs, de combinaisons, et souvent de déceptions et de mécomptes, n'est pas dans une situation favorable pour combattre la constipation, la goutte, la gravelle et ces névroses de la tête quelquefois si redoutables.

Les distractions du théâtre, des cercles, du jeu, des tabagies, avec leur atmosphère épaisse et plus ou moins contaminée, sont une faible diversion à tant de causes débilitantes.

Il y a donc déjà, si l'on veut, un baume médicateur dans cette pleine possession de soi qu'on éprouve quand, au milieu des beaux sites de la nature, on est libre de certaines contraintes sociales, publiques ou privées.

Mais nous ne pouvons partager l'opinion des personnes qui, niant l'efficacité des eaux minérales, font honneur des cures qui s'y opèrent aux influences du milieu tout nouveau où sont transportés les malades.

On trouve, disent ces sceptiques, si peu de substances minérales actives dans les sources les plus vantées, que les chimistes les plus experts hésitent à en définir les doses. Dans l'eau d'Aulus, par exemple, on ne signale que des traces d'iode, de phosphore, d'arsenic, de cuivre, de chrome, de lithine, de manganèse; des quantités à peine pondérables de fer, de silice, d'alumine, de soude, de potasse, de magnésie. Il est vrai qu'il y a des quantités plus appréciables de carbonates, de sulfates, de chaux surtout (1). Mais, à si faible dose, ces substances, prises chez le pharmacien, seraient à peu près inertes ; quel effet peuvent-elles produire noyées et délayées dans la grande masse d'eau qu'elles minéralisent ?

Pour répondre à ces esprits sceptiques, on peut établir un rapprochement entre la constitution chimique du corps vivant et celle de l'eau minérale.

L'eau, sous diverses formes, entre pour les 8 ou 9 dixièmes dans la composition de notre corps ; non-seulement elle y coule avec le sang, la bile, la lymphe, l'urine, la sueur, les larmes,

----

(1) Pour montrer la sensibilité de l'eau minérale d'Aulus sous certains réactifs, nous faisons quelquefois cette expérience : Une goutte de nitrate acide de mercure, versée dans un verre d'eau pure ordinaire, n'y produit aucune décomposition apparente. Mais cette gouttelette de nitrate acide, pour petite qu'elle soit, tombant dans l'eau minérale, y produit un trouble jaune serin, fort épais. Une pincée de sel marin ramène l'eau à sa limpidité ; il en est de même, sans doute, pour toutes les eaux sulfatées-calciques.

la salive, les sucs gastrique, pancréatique et les autres sécrétions et excrétions, mais elle forme la plus grande partie de nos chairs et de nos organes mous, muscles, glandes, nerfs, cartilages, tissus vasculaire et cellulaire ; elle se loge dans les parties osseuses les plus dures, s'y cristallisant avec les phosphates, les sulfates, les carbonates, tous plus ou moins hydratés. Ainsi, dans le corps vivant, comme dans les sources minérales, c'est l'eau qui en constitue la plus grande masse matérielle.

Après l'oxygène et l'hydrogène, éléments constitutifs de l'eau, c'est le carbone et l'azote qui entrent dans la composition du corps pour les quantités les plus notables. Le chlore, le phosphore, le soufre, la chaux, la soude, la magnésie, s'y trouvent aussi, mais en quantités moindres. Le fer, qu'on signale dans le sang, et qui, dit-on, colore ce liquide en rouge, y existe à dose si minime, que tout celui qu'on peut extraire de la masse de notre sang, ne ferait pas le poids d'une aiguille à coudre.

On voit donc que, si certains métaux ou métalloïdes existent en petite quantité dans les eaux minérales, ils ne sont pas non plus très-abondants dans les tissus vivants.

Dans l'un comme dans l'autre cas, les divers

éléments minéralisateurs sont comme noyés et perdus dans une proportion d'eau relativement énorme.

Mais ces principes minéraux, dont quelques-uns sont très-actifs, quel rôle doivent-ils jouer ? De même que pour certains poisons et venins on ne peut pas toujours apprécier au poids la quantité nécessaire pour donner la mort , de même pour les eaux minérales, il est difficile de dire quel est le rôle de chaque substance et à quelle dose elle est médicatrice.

Pour faire comprendre la subtilité des agents thérapeutiques, prenons quelques exemples.

L'eau mercurielle que nos formulaires signalent comme utile pour combattre les vers intestinaux, s'obtient en faisant bouillir du mercure dans de l'eau. Après l'opération, on ne constate dans ce métal aucune diminution de poids, et cependant l'eau s'est chargée de parties métalliques très-subtiles qui donnent à l'eau mercurielle sa propriété.

Les tisanes sont des infusions ou des décoctions de fleurs , de feuilles , de tiges , de racines. Ordinairement elles contiennent des principes volatils ou des alcaloïdes à des doses sans doute très-minimes, puisqu'il faut des masses de ces plantes pour une quantité d'essence ou d'alcaloïde un peu commode à manier. Ces tisanes sont pourtant efficaces quoique tenant, en solution, bien peu de matière active.

On peut constater même, à l'œil nu, que les eaux minérales sont dans un état d'activité continuelle. A peine ont-elles été recueillies dans un verre, qu'on y voit de très-petites bulles monter à la surface, des molécules s'agiter, le verre lui-même s'encrasser ; il y a donc là un travail incessant de dissociations, de combinaisons ou de mélanges. Qui peut dire les effets des principes chimiques absorbés par l'organisme qui se les assimile alors à l'état naissant?

M. Scoutéten a observé qu'il y a, dans les eaux minérales naturelles, un développement d'électricité très-remarquable et bien supérieur à celui que fournissent les eaux artificiellement minéralisées. Quelle est l'influence thérapeutique qu'imprime, dans l'intimité de nos organes, l'électricité ou le magnétisme qui s'y porte avec l'eau ingérée? — Nous l'ignorons.

Enfin, nous ne savons pas quel rôle joue cette matière organique que les chimistes accusent dans les eaux minérales, et qu'ils calcinent sans trop en connaître la nature.

Ainsi ne nous étonnons pas que des eaux, en apparence insignifiantes comme composition chimique, produisent des cures remarquables ; ni que des eaux chimiquement différentes produisent des effets analogues ; ni que des eaux chimiquement semblables produisent des effets différents. La chimie éclaire bien des choses ; mais elle a beaucoup à faire encore !

Que les chimistes poursuivent leurs analyses. Qu'ils cherchent toujours. Mais, quand des faits cliniques sont bien constatés, affirmons les propriétés curatives des eaux minérales, bien que l'explication de ces faits nous échappe quelquefois.

Ceux qui fréquentent les eaux thermales se demandent souvent comment il se fait que des sources minérales, celles d'Aulus par exemple, sont plus ou moins chaudes à côté d'autres plus froides, et comment elles se chargent de principes métalliques si divers. Essayons de donner à nos lecteurs une courte explication.

On s'accorde assez à penser que les parties centrales de la terre sont incandescentes ; divers métaux y sont probablement en fusion et y forment comme un immense lac de feu. Pourquoi la croûte terrestre ne s'enfonce-t-elle pas dans cette mer brûlante ? C'est que les roches, plus légères que les métaux, surnagent au-dessus d'eux et ne peuvent être submergées.

L'eau qui forme au-dessus et au-dedans de la croûte terrestre de si grandes masses, coule à travers les fissures de la terre sur ce lac incandescent. Dès lors elle boût dans les cavités intérieures comme dans une chaudière sur un feu violent ; puis, se relevant en vapeurs, elle se répand dans les cavernes superficielles creusées surtout dans les roches calcaires ; elle se condense en gouttelettes sur les parois de ces voûtes comme sur celles d'un alambic, et forme des rigoles et des réservoirs intérieurs entre les couches calcaires et les terrains argileux ou gypseux. Là elle se filtre, se refroidit plus ou moins et vient ensuite s'épancher sur la terre, conservant plus ou moins de thermalité.

Et tout comme un vase de terre, de fer ou de cuivre communique un goût spécial aux aliments qu'on y fait cuire , et encore tout comme l'eau mercurielle, dont nous avons parlé plus haut, s'est chargée, sans doute, de particules mercurielles, bien qu'elles soient difficiles à apprécier , de même ces vapeurs internes d'eau bouillante ne traversent pas tant de gisements métalliques et de terrains différents , sans emporter en solution quelque chose de leur substance et de leur vertu. Ces eaux thermales deviennent donc ainsi comme une *tisane*

naturelle, préparée dans des laboratoires ini-
mitables.

Nous avons cru devoir entrer dans ces quelques détails préliminaires pour répondre à des
questions qu'on s'adresse quelquefois sur la pro-
venance, la composition et les propriétés thérapeutiques des eaux minérales.

II

Si l'on veut être bien compris de lecteurs quelquefois peu initiés au langage des médecins, il convient de définir certains termes.

Et d'abord qu'appelle-t-on maladie ? Nous dirons que c'est un travail de l'organisme vivant, s'écartant de l'ordre régulier des fonctions. Nous disons travail ; car, dans toute maladie, il y a un effort actif de la nature, tendant, ou à la réparation des organes (cicatrisation d'une plaie, par exemple), ou à leur destruction (ulcère phagédénique).

Sans ce travail actuel, il peut y avoir difformité, infirmité (un doigt de plus ou de moins), il n'y a pas maladie.

Cette activité dans le corps vivant , indique qu'il n'est pas une simple machine ; car quelle est celle qui, d'elle-même, répare ses brèches ? Les mots susceptible, impressionnable, si usités en parlant des organes , seraient un non-sens appliqués aux machines , et personne n'appelle guérison la réparation d'une horloge.

C'est qu'il y a, dans chaque organisme vivant, un principe d'action, une énergie particulière , qui le fait être ce qu'il est , et dont les actes font la vie, la santé, comme ils amènent la maladie et la mort. Quand ce principe a disparu , on a beau exciter , irriter , brûler ou découper un organe, il n'y a plus de réaction ni hygide, ni morbide, mais seulement des effets de décomposition cadavérique.

C'est donc le travail de ce principe actif, s'exerçant anormalement, qui porte le nom de maladie. Celle-ci se manifeste par un concours de phénomènes plus ou moins persistants qu'on appelle *symptômes* et qui traduisent le trouble des fonctions.

Il y a encore un terme qu'on emploie concurremment avec celui de maladie et qu'il convient d'expliquer , tous les médecins n'y attachant pas le même sens : c'est le mot *affection*.

Pour mieux nous faire comprendre, prenons

un exemple. La goutte attaque les personnes qui y sont sujettes, par des accès plus ou moins aigus, leur laissant d'assez longs intervalles de santé. Toutefois, ces goutteux, même sous ces dehors hygides, conservent le germe de ce vice morbifique particulier, qui, tantôt reste caché et comme endormi, tantôt s'éveille par une explosion brutale, et qui, quelquefois même, sautant une génération, passe du grand-père au petit-fils.

Ce germe goutteux, ce vice morbifique spécial, lié à tel organisme, sans révéler toujours sa présence, il y a des médecins qui le désignent sous le nom *d'affection*, réservant celui de maladie pour le cas où éclatent des accidents manifestes.

Et ce qu'ils font pour la goutte, ils le font pour le rhumatisme, la scrofule, la syphilis, distinguant avec soin l'affection qui imprime au fond même de l'organisme, un cachet spécial, d'avec la maladie, qui est la manifestation de ce vice, à tel moment et dans telle partie du corps.

D'autres médecins partent d'un autre point de vue ; ils appellent maladie le vice qui infecte l'organisme, et réservent le nom d'affection à la lésion qui frappe tel organe en particulier.

Cette seconde interprétation du mot maladie nous paraît moins conforme au langage ordinaire ; car, d'un goutteux, chez lequel n'éclate aucun symptôme, on ne dit pas : il est malade, tout le monde réservant ce terme pour le cas où le trouble fonctionnel se manifeste formellement. Pour nous donc le mot affection désigne un état vicieux de l'organisme, gardant l'impression d'une cause morbifique. Tel est l'état de ces personnes qui ont été infectées de syphilis, et qui, spontanément ou par les effets d'un traitement, ont vu disparaître tout symptôme local ; elles se croient guéries ; rien n'indique chez elles la moindre maladie : fraîcheur, appétit, force, rien ne manque pendant un nombre d'années plus ou moins considérable. Mais l'affection persiste, quoique cachée ; et, d'autant plus perfide qu'on n'y pensait plus, elle éclate en symptômes parfois légers, parfois graves, tenaces et rebelles, comme nous en voyons à Aulus tant d'exemples.

Un autre mot qui revient assez souvent, quand on parle des maladies chroniques, c'est celui de *diathèse*. Quand l'organisme tend à reproduire certaines affections, malgré la disparition des symptômes primitifs, on donne à cet état le nom de *diathèse*. Celle-ci implique donc une disposition (διάθεσις) à continuer la production de certaines sécrétions ou formations plastiques anormales. Prenons des exemples.

M. C. , chanoine à Pamiers , vient à Aulus , atteint d'une incommodité singulière ; depuis plusieurs années , il suait d'une moitié de la face ; on voyait en tout temps , mais surtout s'il faisait chaud, les gouttelettes de sueur se former et ruisseler sur cette moitié seulement, tandis que l'autre demeurait sèche.

Un autre prêtre , M. l'abbé D., du canton de Massat, avait une sueur anormale de toute la partie supérieure de la tête, tellement abondante que , quand il disait la messe , s'il s'inclinait sur le calice , les gouttes tombaient dedans. Voilà deux manifestations de diathèses, restreintes si l'on veut. Mais qui ne sait qu'il y a des personnes qui se fondent tout en sueur générale continuelle, ou en diarrhée, qui est une sorte de sueur retournée en dedans, ou en pus, ou en hémorrhagies ? Des hydropiques sont débarrassés, par la ponction, une, deux, trois fois ; mais, plus souvent on vide, plus vite se reforme un liquide séreux nouveau , en vertu de cette disposition diathésique. De même pour les dartres que l'on essaye de supprimer par les topiques ; de même pour les engorgements cancéreux , tuberculeux ; une de ces tumeurs est extirpée, il en repousse bientôt après deux, trois autres ; quelquefois ces tumeurs s'amassent et s'agglomèrent comme un pavé ; la cicatrice même du premier point opéré, durcit, grossit , s'ulcère de nouveau , et les récidives, avec aggravation , se répètent tant que la diathèse, en disposition vicieuse interne, n'a pas été détruite ou amendée.

Allons plus loin. Imaginons que, par un acte de la pensée , on pût enlever à la fois tous les tubercules existant dans le poumon où le mésentère d'un phthisique , on n'aurait pas guéri le malade ; les tubercules se reproduiraient, comme les mauvaises herbes dans un champ, si l'on ne détruit la diathèse , c'est-à-dire la cause ou les causes internes qui entretiennent cette production vicieuse.

On comprend qu'on ait pu multiplier beaucoup les espèces de diathèses , et en admettre autant qu'il y a de sécrétions anormales produites avec une certaine persistance : diathèse bilieuse, séreuse, sanguine, herpétique, tuberculeuse , syphilitique , cancéreuse, graveleuse, rhumatismale, arthritique , albumineuse , etc. , suivant les diverses observations des praticiens.

Lorsqu'une diathèse envahit peu à peu les

diverses parties de l'organisme , et finit par l'occuper pour ainsi dire tout entier, au point que toutes autres fonctions dépérissent et y sont comme absorbées, on donne à cet état le nom de *cachexie*. Les malades courent alors, par une pente rapide, à l'altération , consomption ou destruction de tous les tissus par la production cachectique, quelle qu'en soit la nature. C'est le cas d'un grand nombre de malades qu'on envoie souvent aux eaux thermales dans un état à peu près désespéré. L'équilibre et la bonne harmonie entre toutes les forces vives de l'organisme sont rompus; une seule domine et entraîne tout dans son action, c'est le vice cachectique, et le malade succombe. Les eaux minérales arrivent trop tard pour arrêter une pareille décomposition.

En résumé, dans la cachexie, il s'établit une altération spéciale, profonde, dans tout le système des forces , des solides et des liquides.

L'étude des diathèses qui peuvent amener le développement des cachexies et , en général, des actes morbifiques, chroniques, est extrêmement importante.

En effet, dans l'état chronique, non moins que dans l'état aigu, il faut avoir égard moins au siége qu'à la nature des affections qui constituent la maladie , et sont autant de sources d'indications. Que le principe scrofuleux attaque le nez, la gorge, l'œil, le poumon ou le mésentère, c'est toujours le même élément qu'il faut combattre, et souvent par les mêmes moyens.

III

Après les termes diathèse et cachexie, un autre mot que nous avons à définir, est celui de *chronicité*. Qu'est-ce qu'une *maladie chronique?*

Il y a d'abord cette différence entre les maladies aiguës et les maladies chroniques que la marche des premières est plus rapide, et celle des secondes plus lente.

Toutefois, notre premier grand nosologiste, Sauvage, distinguait les maladies longues d'avec les maladies chroniques, en attribuant à ces dernières ce caractère aggravant que, naturellement et d'elles-mêmes, elles ne tendent pas vers la guérison.

Une maladie peut être considérée comme chronique, quoiqu'elle n'ait commencé que depuis peu (dartres, cancer).

D'autre part, l'état aigu d'une maladie (syphilis, par exemple) n'empêche pas qu'elle n'ait un fond de chronicité.

Une foule de maladies aiguës ont leurs corrélatives à l'état chronique, en sorte que la lenteur des actes paraît en faire toute la différence.

Enfin, la même affection peut passer, tour à tour, de l'état chronique à l'état aigu et à l'inverse, sans pour cela changer de nature.

Ainsi la distinction entre ces deux ordres de maladies n'a rien d'absolu.

Tantôt les affections chroniques marchent d'une manière continue (fièvres lentes, consomptives), tantôt elles reviennent par accès ou attaques plus ou moins éloignées (rhumatismes, etc.), soit qu'elles laissent subsister dans l'intervalle quelques-uns de leurs symptômes, soit qu'il y ait entre les accès des intermissions complètes.

Comment grouper et classer les maladies chroniques ?

Les méthodes de classement varient beaucoup.

Les anciens ayant égard aux humeurs qu'ils supposaient dans notre corps, distinguaient des maladies du sang, de la pituite (lymphe), de la bile, de l'atrabile.

Certains modernes, se référant aux éléments histologiques des organes, ont admis autant d'espèces de maladies qu'il y a de tissus élémentaires (cellulaire, cutané, muqueux, séreux, lymphatique, glandulaire, musculeux, nerveux, osseux, etc.).

D'autres, ne considérant que la région affectée, ont distingué des maladies du cerveau, des yeux, des oreilles, du larynx, du poumon, du cœur, de l'estomac, du foie, des reins, etc.

Certains, partant du point de vue des fonctions physiologiques, ont groupé les maladies chroniques en vices de la digestion, de la circulation, de la respiration, des diverses excrétions, etc.

Mais le plus grand nombre des praticiens, considérant que la science des maladies est d'un autre ordre que celle de la santé, ont mieux aimé les classer comme la nature nous les offre avec leurs caractères spéciaux.

Et, remarquant qu'un certain nombre d'affections diathésiques constituent le fond de la plupart des maladies chroniques, quelle que

soit la fonction, la région, le tissu ou l'humeur
affectée, et que chacune de ces affections doit
être combattue par des moyens appropriés,
ces médecins, dis-je, ont distingué autant de
genres de maladies chroniques qu'il y a de
diathèses, ayant des caractères propres et
nécessitant un genre particulier de médication.

Ces diathèses et les affections qui en résultent
peuvent être très-diverses.

Au premier rang il faut placer celles que
l'on appelle spécifiques, parce qu'elles sont
caractérisées par un ensemble de symptômes
qui est propre à chacune d'elles.

Il y en a quatre, que les praticiens du dernier
siècle regardaient comme les principales sources
de nos maux chroniques : ce sont les affections goutteuse, rhumatismale, scorbutique et
syphilitique.

Dans une autre publication, nous avons
parlé de la maladie syphilitique et de son
traitement par les eaux d'Aulus. Nous n'y
reviendrons qu'incidemment dans le cours de
ce travail.

Le scorbut s'offre assez rarement aujourd'hui
dans nos climats. Mais, quand on lit dans les
auteurs du dernier siècle les observations de
maladies réputées scorbutiques, dont leurs

ouvrages sont remplis , on ne tarde pas à
reconnaître qu'ils rangeaient , sous cette dé-
nomination générale, beaucoup de maladies que
les médecins contemporains désignent sous le
nom de scrofule , de lymphatisme et même
d'anémie, terme dont on a singulièrement étendu le sens, et dont on abuse beaucoup en ces
temps-ci.

Nous dirons, d'après nos observations, quels
sont les effets des eaux d'Aulus sur ces divers
genres d'affections.

Aux précédentes il faut ajouter l'affection
dartreuse et cancéreuse.

Une multitude de cas, compris sous le nom
général de dartres , ont été , comme nous le
verrons, traités à Aulus avec succès. Mais, quant
à la maladie cancéreuse , bien que quelques
sujets atteints de cette affection aient essayé
des eaux d'Aulus , nous devons dire que jusqu'ici nous n'avons pas pu y constater un seul
cas de guérison ni même d'amélioration notable.

Il y a quelques années un malade, portant
une tumeur cancéreuse, qui s'était développée
à la machoire inférieure droite et qui avait
gagné la région parotidienne et déformé la
face , avec vives douleurs , parut un moment
s'amender , mais la maladie reprit bientôt sa
marche fatale.

Outre les affections spécifiques dont nous venons de parler, il y a un certain nombre d'altérations des forces, des liquides et des solides, qui constituent autant d'affections élémentaires ; telles sont l'état nerveux proprement dit (douleur, éréthisme, spasme, paralysie); l'état fluxionnaire, inflammatoire, congestif, périodique ; et toutes ces diathèses que Bordeu comprenait sous le nom de cachexies, sanguine, bilieuse, séreuse, etc., et qu'il a, peut-être, un peu trop multipliées.

En un mot, comme nous l'avons déjà indiqué, toutes les affections aiguës, en se prolongeant et en tournant en habitude, peuvent devenir chroniques. Nous avons vu arriver à Aulus un malade qui, à la suite de certaine médication, avait été pris de salivation. Bien qu'il eût, depuis plusieurs mois, cessé le remède qui avait occasionné le ptyalisme et essayé d'arrêter celui-ci par divers astringents, la sécrétion salivaire, tournée en habitude, continuait toujours ; il rendait la salive à flots tous les matins.

On comprend que le nom et le nombre de ces affections élémentaires doit varier dans le langage et les ouvrages des médecins, selon la manière dont chacun d'eux considère les causes prochaines des maladies chroniques. Les uns, qui veulent tout simplifier, rapportent à une seule cause élémentaire, à l'inflammation par exemple, plusieurs affections très-différentes. D'autres médecins multiplient sans fin les espèces de maladies en donnant à de simples symptômes l'importance d'un élément. C'est ainsi que, pour les maladies de la peau, on a établi des espèces innombrables

Pour nous, partant du point de vue de la pratique et du traitement, nous regardons comme élément d'une maladie tout ce qui est une source majeure d'indications.

Tantôt une de ces affections existe seule et, pour ainsi dire, à l'état de simplicité ; le traitement est alors ordinairement facile. Tantôt plusieurs affections coexistent chez le même sujet, l'une à côté de l'autre, sans se confondre, et en conservant chacune son caractère propre. On doit traiter chacune à part.

Tantôt il s'opère entre elles une sorte de fusion et de mélange, d'où résulte une affection mixte, particulière et en quelque sorte hybride ; il en résulte de ces cas douteux, dans lesquels les praticiens les plus éminents, les plus expérimentés se divisent d'opinion, prétendant, par exemple, l'un que telle éruption est dar-

treuse , l'autre qu'elle est syphilitique , lorsqu'elle est en réalité l'un et l'autre et tient à
la fois de deux natures ; quelquefois une affection est subordonnée à l'autre et n'en est
que le symptôme, qui disparaît avec la maladie
principale.

Quelquefois enfin, entre plusieurs affections,
il y en a une qui prédomine et qu'il faut at-
taquer la première, après quoi on combat les
autres. Donnons quelques exemples.

Que l'on ait une affection simplement syphilitique, les préparations mercurielles la dissipent.
Qu'il s'y joigne une fièvre quarte , les deux
affections peuvent n'être qu'associées et com-
portent chacune un traitement spécifique à part.
Qu'à une affection dartreuse se joigne une affection
vénérienne, il peut en résulter un état mixte,
dans lequel il faudra combiner les préparations
sulfureuses avec les mercurielles. Un état scrofuleux peut dominer les symptômes syphilitiques,
au point que ceux-ci ne céderont qu'au traitement scrofuleux. Kœmpf a vu une maladie
vénérienne subordonnée à des obstructions du
bas-ventre, qui ne céda qu'au traitement employé contre celles-ci ; et Hunter fait observer
qu'en Angleterre la syphilis ne guérit qu'après
une médication anti-scrofuleuse.

Nous verrons comment les eaux minérales, combattant à la fois plusieurs de ces éléments, obtiennent des résultats souvent inespérés.

IV

Indépendamment des remarques précédentes, qui peuvent s'appliquer aux maladies aiguës comme aux maladies chroniques, il y a d'autres considérations qui regardent plus particulière-ment ces dernières.

D'abord l'hérédité y joue un plus grand rôle. De même que nous recueillons la succession des biens de nos parents, nous héritons souvent de leurs maladies.

Tantôt cette succession est directe, c'est-à-dire que l'affection se produit dans le fils telle à peu près que l'avaient ses auteurs. Deux, trois mois après sa naissance, un enfant offre des taches, des plaques, des ulcères, indices non équivoques du genre de contagion qui affectait les parents.

Tantôt l'affection ne se manifeste que dans la suite de l'âge. Une fille de 14 ans, née de parents sains en apparence, était atteinte d'une dartre rebelle aux traitements les plus rationnels ; l'éruption ne céda qu'à une médication hydrargyrique, qui fut prescrite dès qu'on soupçonna la véritable cause spécifique.

Très-souvent la maladie ne se transmet pas, du père à l'enfant, identique à elle-même ; en passant de l'un à l'autre, elle s'affaiblit et dégénère, soit que la nature tende à retourner à ses types réguliers, soit que, par le mélange de deux sangs différents, l'affection soit mitigée. Nous avons vu une mère qui avait les deux joues, les oreilles et le menton couverts de croûtes eczémateuses avec suintement abondant et qui, après plusieurs saisons à Aulus, finit par obtenir une guérison à peu près complète.

Sa fille, âgée de 13 ans, n'avait pas d'eczéma proprement dit ; mais ses deux joues, dans les mêmes endroits que la mère, avaient la peau rugueuse, sensiblement plus brune, avec de petites écailles épidermiques à peine perceptibles.

Plusieurs auteurs ont relevé des cas de transformations et de dégénérescences de maladies plus graves chez les parents, en affections plus adoucies chez les enfants et ne se révélant en ces derniers que par de légères éruptions sur la peau, ou, comme on dit, par des âcretés de sang, indiquant le reste d'un héritage scrofuleux, herpétique ou arthritique.

L'éminent inspecteur des Eaux-Bonnes, M. le docteur Pidoux, a fondé un système de traitement préventif de la phthisie par les eaux minérales sur ce principe de transformations des maladies qui changent d'aspect et de caractère en passant aux enfants. Il importe de modifier de bonne heure la constitution de ceux-ci, lorsqu'il en est encore temps.

Il arrive souvent que la maladie ne se transmet pas d'une manière formelle ; il s'établit seulement une prédisposition à en éprouver les atteintes.

Qui ne sait que les enfants de personnes à diathèse goutteuse, apoplectique, épileptique, scrofuleuse, asthmatique, etc., sont souvent prédisposés à ce genre de maladies ? Dans une famille éparse et nombreuse, dont la mère était morte hydropique, nous avons vu presque tous les descendants, arrivés à un certain âge, finir par l'hydropisie.

Mais ces prédispositions ne sont pas constantes et toujours fatalement attachées aux enfants. Dans une autre famille, nombreuse aussi,
presque tous les garçons ont succombé à la
phthisie pulmonaire, tandis que les filles sont
demeurées robustes et pleines de santé.

Ordinairement les enfants emportent chacun
comme un lambeau de l'héritage organique de
leurs auteurs. De même qu'ils reçoivent dans
le sein de leur mère certaines aptitudes intellectuelles, des instincts sensitifs ou moraux, des
ressemblances de figure, ils reçoivent, comme
par pièces, des aptitudes morbides particulières.

Tantôt un enfant a dans son lot un vice ou
une qualité isolée et très-développée, qu'il tient
d'un parent; tantôt il en cumule et combine
plusieurs ensemble.

Comment surviennent ces ressemblances?

Voyez, dit Hippocrate, ce qui se passe dans
un foyer où brûlent des bois divers; la flamme
qui en résulte forme une combinaison de cou-
leurs plus ou moins variées, provenant de
chacun des bois qui donnent naissance à la
flamme. Ainsi les enfants portent en eux, mêlés
et combinés, les traits de ceux dont ils tirent
leur origine.

Quelques médecins ont fait la remarque que

3

la ressemblance des enfants avec quelqu'un de leurs parents, marquée surtout par celle des cheveux, des dents et des ongles, peut faire présumer que cet enfant ressemblera à ce parent quant à ses tendances pathologiques.

Mais, encore une fois, ces hérédités ne sont pas constantes ; et, de même qu'un père et une mère, privés d'un bras, d'un œil, d'une jambe, engendrent des enfants auxquels ne manque aucun membre, de même, comme si la nature prenait plaisir à se démentir elle-même, il arrive que de parents, l'un et l'autre très-malsains, naissent des enfants admirables de vigueur et de beauté.

Par contre, des enfants, de parents tout brillants de santé, et n'ayant jamais eu aucune trace de vices constitutionnels, naissent chétifs et malingres, ou bien se développent mal, se couvrent de croûtes de lait, de glandes, d'éruption, soit qu'ils aient été conçus dans des circonstances peu hygiéniques, sur lesquelles nous reviendrons plus tard, soit qu'une nourrice, cette seconde mère, les ait très-mal doués.

De cela même que les maladies chroniques sont héréditaires et constitutionnelles, il en résulte que leurs crises sont plus lentes et plus incomplètes, et les rechutes plus faciles. C'est moins d'un acte médicateur subit que d'une modification graduelle du système qu'il faut attendre la guérison.

Un régime longtemps soutenu, le changement des habitudes, les convenances du climat, la succession des saisons, l'évolution des âges, sont souvent des conditions essentielles au succès.

Ce qui vient lentement est lent à se retirer, disait un ancien, *quæ lente veniunt, lente recedunt*.

Beaucoup de malades oublient trop ce précepte. Ils se rendent aux eaux thermales avec la pensée que quelques jours, quelques semaines au plus, les débarrasseront d'affections qui durent quelquefois depuis un grand nombre d'années.

Ces guérisons promptes s'opèrent bien quelquefois; nous avons vu, après quelques purgations, certains des symptômes de maladies chroniques s'amender ou disparaître presque subitement; des douleurs qui tourmentaient les malades, et leur rendaient les nuits surtout intolérables, se dissiper dès les premiers bains, sans jamais plus reparaître. Mais quand les os sont déformés, quand la substance nerveuse est désagrégée, quand les tissus blancs où la vitalité est peu active (cartilages, périoste, tendons, aponévroses), sont épaissis ou corrodés,

que les ganglions lymphatiques sont engorgés
et durcis; quand le corps a pris l'habitude de
certains mouvements fluxionnaires ou de certaines sécrétions anormales, invétérées, il faut
non-seulement imprimer à la nature un mouvement favorable à la guérison, mais encore lui
donner le temps d'opérer la reconstitution des
parties.

Si donc il n'est pas rare de voir à Aulus des
taches, des plaques, des ulcères, des engorgements, des écoulements chroniques, céder en
peu de jours à l'usage des eaux, et disparaître
tout à fait sans aucune récidive ultérieure, il
faut cependant convenir que, le plus souvent,
les malades, à leur départ, n'éprouvent qu'une
amélioration très-notable et bien caractérisée.
La nature, déviée de sa route par le travail
morbide, a été, par l'action du liquide thermal,
ramenée dans la voie régulière. Elle n'a plus
qu'à continuer d'y marcher; les eaux, dont le
corps est plus ou moins imprégné et saturé,
continuent d'exercer dans les organes leur action bienfaisante, pendant plusieurs mois encore
après qu'on en a cessé l'usage. Très-souvent,
par une suite de cette action et sans que le
sujet ait à subir aucune médication nouvelle,
les ulcères complètent leur cicatrisation, les

engorgements achèvent de se résoudre, la peau, entachée de vices, reprend sa couleur et son ton naturels, les mouvements fluxionnaires irréguliers, dont les organes avaient contracté l'habitude, rentrent dans le rhythme normal.

Mais souvent aussi il convient d'aider la nature et d'appuyer le travail, commencé aux eaux minérales, en l'accompagnant de quelques remèdes, variables selon les cas.

Ainsi, quelques topiques favorisent la résolution des engorgements locaux lorsque l'affection générale qui les entretenait a été heureusement combattue.

Ainsi, en rentrant dans sa famille, le sujet doit modifier le régime de vie et les habitudes anti-hygiéniques qui avaient donné naissance à la maladie. En un mot, il faut, pendant quelque temps encore, tenir, en quelque sorte, en bride, la nature prête à s'écarter du droit chemin.

V

L'évolution des âges peut modifier considérablement les maladies chroniques.

Chez les enfants les sucs nutritifs abondent ; les tissus, en voie de formation, sont tendres, peu consistants, les matières excrétées exhalent une odeur de lait aigri et contiennent des mucosités à la fois acescentes et sucrées qui, au dedans, engendrent des vers, et, au dehors, attirent les mouches, comme leurs déjections allèchent les chiens.

Cette surabondance de sucs alibiles, quand ils sont viciés, se convertit en tumeurs qui se forment au cou, en gourmes qui couvrent le cuir chevelu, les oreilles, les joues.

Car, à cet âge, c'est la tête qui est le principal aboutissant des mouvements fluxionnaires. Non-seulement leur jeune cerveau, excité par l'impression de tant d'objets nouveaux pour eux, est en continuelle activité, mais surtout leur bouche, leur langue, leurs mâchoires ; c'est vers ces organes que leurs petites mains rapportent les objets à leur portée ; c'est presque uniquement à la bouche que réside leur sens du toucher ; ils bavent sans cesse, leurs dents se forment, et l'on sait combien cette période de la dentition est quelquefois périlleuse.

D'autres fois c'est vers la poitrine que se dirige cette surabondance de sucs et de glaires. On voit des enfants, frais du visage, robustes et vigoureux de tout le corps ; mais, arrivés à un âge déterminé, assez souvent le même pour tous les sujets d'une famille, les poumons s'engouent, la respiration devient sifflante et râlante, et, si l'on n'y obvie à temps, les parents ont la douleur de perdre successivement leurs enfants tous à peu près au même âge, quand, d'ailleurs, ils avaient donné jusque-là les espérances de la plus riche santé.

Chez d'autres enfants, s'ils mangent sans règle et à tout moment, les sucs alimentaires viciés s'amassent dans le bas ventre, notamment dans le mésentère, y forment des tubercules, des obstructions, des dépôts qui tuméfient la cavité abdominale et absorbent, à leur profit, les matières alibiles ; plus ils mangent, plus leurs membres maigrissent, tandis que l'abdomen grossit toujours, jusqu'à ce que la fièvre s'allume et qu'une diarrhée chronique emporte le petit malade.

On comprend, dans ces cas, l'importance d'un traitement tonique et les heureux effets de certaines eaux minérales qui, en emportant le trop plein des humeurs, entraînent les sucs viciés, dissipent les nids muqueux où s'engendrent les parasites et régularisent les fonctions en rétablissant l'équilibre entre l'absorption et la résorption.

Avec la puberté, la scène change ; cette acescence fade et sucrée des sucs nutritifs surabondants cesse de se produire ; les tissus deviennent plus fermes, les os du crâne et ceux des mâchoires, désormais bien garnis de dents, ne grandissent plus et n'attirent plus à eux, avec tant d'intensité, les mouvements des humeurs, qui prennent d'autres directions.

D'une part, le jeune homme, se livrant aux travaux et aux exercices de son âge, développe sa poitrine. Les organes qui y sont contenus, les poumons, le cœur, sont dans leur plus haut degré d'activité. C'est à la cage osseuse de leur poitrine que s'attachent ces muscles puissants qui, de là, meuvent les membres, soit qu'on manie des instruments exigeant des bras vigoureux, soit qu'on enlève le corps, dans la marche, la course, les ascensions. Et comme l'exercice développe les organes, c'est alors que la cavité thoracique prend de l'ampleur et de la carrure.

Alors aussi le cœur, le poumon, qui prennent une si grande part à ces efforts violents, deviennent le principal terme où aboutissent le trouble et les mouvements désordonnés du sang. De là, ces affections chroniques de la poitrine, indurations et tubercules pulmonaires, hémoptysies, anévrismes, fréquents surtout chez les jeunes gens.

Pour la jeune adolescente, outre le travail pathologique qui tend à se porter vers la poitrine, il y a une autre direction, c'est l'évacuation régulière propre à son sexe. Souvent, quand cette fonction est suspendue, le sang se porte vers le cœur, les poumons ; il survient des palpitations, de l'asthme, de la toux, des hémoptysies.

Ou bien ce sang, qui devrait être normalement expulsé et qui reste dans l'organisme, y joue le rôle d'une sorte de poison ; car, de fait (quelque hypothèse qu'on adopte sur le genre de son altération chimique), il est vicié et comme vénéneux pour l'organisme entier ; comme tant d'autres poisons absorbés, il entraîne la perte de l'appétit, la pâleur, la morosité, une sensibilité exagérée , des goûts bizarres , la faiblesse dans les jambes, l'impossibilité de monter, de courir.

Nous montrerons, par des exemples nombreux et concluants, ce que peuvent, pour combattre cet état chlorotique , des eaux minérales à la fois puissamment diurétiques et ferrugineuses.

Mais nous tenons à signaler ici le danger de certaines erreurs de diagnostic, quand on attribue au vice fonctionnel d'un organe une maladie qui dépend de l'affection d'un organe antagoniste.

Une jeune fille, robuste et vigoureuse de tout point , par suite d'un refroidissement , contracte une toux qu'elle néglige et qui devient chronique. Sous l'influence de ces congestions pulmonaires catarrhales, les règles se suppriment. On s'imagine que cette suppression est cause de la toux, on fait baigner la malade , on lui administre des pilules martiales , de l'eau

ferrée froide. Par l'effet de cette médication ,
l'état du poumon s'aggrave, le catarrhe augmente ; l'inflammation tuberculeuse s'accélère,
la fonte purulente arrive , et , dans l'espace
de quelques mois, cette santé robuste succombe
à la fièvre lente et à la phthisie.

Voilà quelles peuvent être les conséquences,
soit des eaux , soit des préparations martiales
indûment administrées, et sans égard à la prédisposition que déterminent l'âge et l'irritation
actuelle des poumons.

Les adultes sont sujets à un autre ordre
de maladies chroniques. Ici, comme l'accroissement est parachevé, les membres ne récla-
ment plus à l'estomac que la matière alibile
nécessaire à l'entretien des forces acquises.
L'excès d'alimentation s'arrête dans les organes
du bas-ventre qui , si l'exercice fait défaut,
se chargent de graisse , de bile plus ou moins
épaisse et concrétée, de sang veineux hémorrhoïdal, atrabilaire ; il y a souvent une obésité
gênante.

Il n'est pas ici de notre objet de décrire ni
même d'énumérer les diverses maladies chroniques auxquelles cet âge est prédisposé; il faudrait
parcourir le cadre nosologique tout entier. Il
suffit de ces quelques mots pour faire comprendre

comment des eaux laxatives , purgatives et diurétiques peuvent concourir à dégager les viscères, à faciliter l'écoulement des sécrétions glandulaires et à rendre aux fonctions leur ton régulier.

Quant au vieillard , l'activité vitale se trouvant affaiblie, toutes les réactions prennent chez lui un caractère de lenteur ; les catarrhes se prolongent, les crises sont plus incomplètes, les tissus perdent de leur ton , tout en contractant de la rigidité et de la sécheresse ; les veines deviennent variqueuses ; celles surtout qui tapissent le col de la vessie , en s'engorgeant , rendent souvent pénible l'évacuation des urines. Les sinus engorgés de la dure-mère prédisposent aux congestions du cerveau. Il est rare que l'ossification des cartilages thoraciques et de quelques cerceaux laryngiens et bronchiques n'amène un peu d'asthme ; parfois la peau elle-même se couvre d'éruptions prurigineuses.

Ces faits, et bien d'autres que nous ne pouvons pas même indiquer ici , sont autant de circonstances dont il faut tenir grand compte dans le traitement des vieillards par les eaux thermales.

Enfin, pour clore ce sujet des prédispositions aux maladies chroniques, nous devons dire un mot de ce qu'on appelle la *partie faible*.

Il existe, en effet, dans l'ensemble du corps humain, une telle concordance et harmonie de toutes les parties entre elles, qu'à voir la figure d'une personne certains observateurs apprécient ses prédispositions pathologiques et distinguent un *facies* d'épileptique, de goutteux, de rachitique. Il est souvent facile de reconnaître, même à première vue, la faiblesse relative des organes de la tête, de la poitrine ou du bas-ventre.

Notre corps, tout unitaire qu'il est, se trouve composé d'un assemblage d'organes, dont chacun a ses fonctions et sa vie à part, quoique liés ensemble ; chacun d'eux peut acquérir une prédominance relative et incliner ou entraîner l'ensemble dans sa sphère pathologique.

Qui n'a quelquefois remarqué la prédominance de la face et de la région maxillaire d'un homme par rapport à la petitesse du crâne qui enveloppe son cerveau ? Qui n'a vu des membres supérieurs et une poitrine grêle s'élever au-dessus d'un abdomen et de membres inférieurs très-développés ? Et, à l'inverse, une grosse tête et des épaules larges reposant sur un bassin et des membres abdominaux relativement grêles !

Mêmes remarques par rapport aux parties latérales : l'un a le côté droit plus fort que le gauche ; ici prédomine le poumon, là le cœur, ailleurs le foie , l'estomac ou la rate , ou tel autre organe. Chez l'un, la peau fine , douce est disposée à la sueur ; chez l'autre , elle est rude, sèche et comme parcheminée.

L'un transpire abondamment des pieds, l'autre des aisselles, etc...

Quelques-uns urinent avec abondance, mais sont très-constipés ; pour d'autres, c'est l'inverse.

Dans l'étude des maladies chroniques, on doit tenir compte de toutes ces données.

Outre ces dispositions naturelles, il y en a d'acquises.

Un membre qui a été fracturé devient la partie faible où se jettent de préférence les douleurs rhumatismales. Les membranes muqueuses du nez , du poumon, des intestins, de la vessie, de l'utérus, qui ont été longtemps le siége de catarrhes ou d'écoulements, conservent une faiblesse qui les dispose aux rechutes.

Une partie qui a été fortement impressionnée par une maladie aiguë, en garde, pour ainsi dire, le souvenir , soit que , par la violence de l'affection , elle ait reçu quelque atteinte dans son tissu, soit que la nature ait conservé l'habitude d'y porter les mouvements fluxionnaires : d'où les toux chroniques, les phthisies , après les fluxions de poitrine ; la tendance à la manie, après certains accès de phrénésie ; la faiblesse des fonctions intellectuelles chez des convalescents de fièvre typhoïde. On comprend que la débilité de la partie doit augmenter en raison de la fréquence et de l'intensité des attaques, comme on le voit pour les maladies apoplectiques, paralytiques et épileptiques.

Une douleur ancienne , un état habituel de spasme, fixé sur un point, peut en faire un centre d'irritation et y amener un état inflammatoire, qui sera plus ou moins chronique en raison du degré de persistance de la cause où de la vitalité du tissu.

Si , d'une part, un exercice modéré fortifie les organes et en développe l'activité (muscles des bras chez les boulangers et forgerons, muscles des jambes chez les coureurs et les danseurs) ; d'autre part, un exercice trop habituel ou immodéré peut affaiblir d'autres organes (cerveau chez les gens de lettres, utérus chez la femme) : c'est là que se portent les efforts de la maladie qui devient chronique, et en particulier les principes spécifiques, dartreux, vénériens , etc. , qui persistent après la crise.

On conçoit que, dans beaucoup de ces cas, l'usage rationnel des eaux minérales en boisson, en douches, en bains généraux et locaux, soit un moyen puissant pour amener la décentralisation de la maladie, opérer une détente générale et obtenir un meilleur équilibre des forces.

VI

Nous ne pouvons quitter ces généralités sans dire un mot de quelques sécrétions qui, par l'habitude, sont devenues une nécessité, et de quelques affections qu'il est dangereux de guérir.

On ne peut pas toujours supprimer impunément un cautère, qu'on entretenait depuis plusieurs années, ni arrêter brusquement des sueurs de pieds, d'ailleurs fort incommodes. Il en est de même de plusieurs autres écoulements et de diverses éruptions. Citons un exemple assez singulier :

Il y a bien des années, je fus appelé à Aulus pour une femme ayant au bas du flanc droit

cinq à six ulcères fistuleux, reliés par des cla-
piers purulents, qu'un empirique bourrait de
charpie et de baume d'Arcéus, sous prétexte de
faire suppurer la partie. En réalité, il y avait
une fistule stercorale, car, au fond d'un de
ces ulcères, on voyait l'intestin avec sa teinte
rosée, se mouvant, dès qu'on le touchait, d'un
mouvement vermiculaire et laissant échapper,
par une perforation, des matières dont l'odeur
trahissait la nature, et jusqu'à une peau de cerise
que la malade avait mangée la veille. A l'aide
de lavements laxatifs, le cours des matières
par les voies naturelles fut rétabli, tandis que
des pansements réguliers et appropriés amenè-
rent peu à peu la cicatrisation des ulcères
purulents qui entouraient la fistule. La malade
guérit entièrement; elle a vécu de longues
années depuis, vaquant, comme par le passé, à
toutes ses occupations. Il est resté seulement,
dans la partie correspondante à la perforation,
un pertuis donnant quelques gouttelettes de simple
sérosité. Quand ce pertuis se bouchait, cette
femme était prise de vives coliques, qui ne ces-
saient que quand cet émonctoire naturel s'ouvrait
de nouveau.

Quant à la cause de la perforation intestinale,
la malade prétendait qu'elle et sa fille, par

une journée chaude, avaient bu d'une eau fraîche, où peut-être bavaient des salamandres ou
quelque autre animal venimeux. Sa fille avait
été prise d'évacuations par haut et par bas ,
sans autre accident ; quant à elle, rien n'avait
été rejeté, mais elle avait éprouvé de violentes
coliques, suivies d'une tumeur près de l'aine, qui
s'était abcédée.

Ici donc tout était accidentel , et cependant
un peu d'écoulement dans la partie où s'était
établie la perforation semblait être devenu une
nécessité.

On sait que le flux hémorrhoïdal est quelquefois un bénéfice de nature (à moins qu'il
ne soit excessif) , et qu'il y a imprudence à
en amener une brusque suppression.

Nous avons vu des personnes sujettes à des
céphalalgies, à des migraines, à des palpitations,
à des gastralgies, qui attribuaient ces accidents
à la suppression de cette espèce d'émonctoire
naturel, et qui venaient à Aulus dans l'espoir
que les purgations réitérées, ou bien ramène-
raient le flux hémorrhoïdal, ou bien, en dé-
purant le sang, rendraient inutile la réapparition
des hémorrhoïdes.

On peut faire des remarques analogues par
rapport à la ménopause. On sait que la cessation

brusque de cette fonction sexuelle n'est pas toujours sans inconvénients, et on appelle âge critique cette période qui, une fois traversée, ouvre à la femme une nouvelle ère de sécurité et de santé.

Mais il y a des affections se révélant par des symptômes encore plus graves, qu'il faut savoir respecter. On a écrit des dissertations et même des volumes sur les maladies qu'il est dangereux de guérir.

Pour ne citer que quelques traits saillants, on sait combien l'ablation de certaines tumeurs dites cancéreuses est souvent suivie de récidives.

Comme on voit certains arbres vivaces, à profondes racines, si l'on en coupe le tronc, pousser de nouveau une multitude de rejetons vigoureux, ainsi de certaines affections cancéreuses, soit que l'explosion se fasse au dehors, vers le siége même de l'opération, soit qu'elle se porte en dedans, au poumon, par exemple, quand le sein a été enlevé par le fer ou par les caustiques.

Il y a même une espèce particulière de ce genre d'affections, le *noli me tangere*, dont le nom seul indique combien il est prudent de ne point agacer, par des topiques inopportuns, la partie atteinte.

Une école de médecine célèbre perdit un de ses meilleurs maîtres, aussi remarquable par ses écrits que par l'éclat de sa parole, parce que, malgré l'avis de ses collègues, par un sentiment de coquetterie, il voulut faire extirper un bouton ulcéreux qu'il portait au visage.

On peut bien, peut-être, par des dépuratifs, des révulsifs, des dérivatifs, prévenir ou retarder les progrès de la maladie cancéreuse, mais un spécifique sûr est encore à trouver ; on y parviendra peut-être quelque jour ; mais, en attendant, on peut dire, avec Hippocrate, que plus on médicamente ce genre de maladie, plus vite le mal s'aggrave (*cancrosi si curantur citius intereunt*).

Lassus recommande même, dans ces cas, de s'abstenir de l'usage des bains ; son expérience lui en avait fait reconnaître le danger. C'est qu'en effet il est à craindre que, dans les mouvements de fluctuation générale des humeurs qu'excite la balnéation, on ne détermine un développement soudain de ces tumeurs redoutables dont la virulence semblait sommeiller.

Plusieurs affections herpétiques sont dans le même cas. La répercussion peut en être dangereuse. Une enfant de quatre ans portait, au cuir chevelu, des croûtes exanthémateuses qui descendaient un peu bas vers le front ; les parents, à qui la vue de cet exanthème était désagréable , le firent disparaître à l'aide de quelque remède empirique ; quelques jours après , l'enfant fut atteinte d'une affection cérébrale à laquelle elle succomba. On ne put assigner, à cette maladie, d'autre cause probable que la suppression de cet exanthème.

Ce n'est pas seulement dans l'enfance, mais à tout âge, que la répercussion d'un exanthème peut être funeste, à moins qu'un traitement dépuratif général ne précède ou n'accompagne la médication topique.

VII

Il importe de considérer la fièvre aiguë qui peut être liée aux affections chroniques, et qui souvent les précède , les accompagne ou les termine.

Mais peut-être convient-il d'expliquer d'abord certains mots qu'emploient les médecins et dont le vulgaire ne se rend pas compte.

Lorsque, dans notre organisme, s'opère un travail morbide , souvent on éprouve d'abord un frisson suivi d'une sorte d'effervescence générale , la chaleur s'allume , le pouls s'agite, tandis que les forces musculaires sont plus faibles. Cet état d'effervescence était attribué,

par les anciens, à une sorte de bouillonnement
du sang et des humeurs ; c'est pourquoi ils
lui ont donné le nom de *fièvre*, de *ferveo*,
bouillir. Quelquefois le pouls semble peu agité ;
mais les forces sont très-abattues et la fièvre
n'en est que plus grave.

En poursuivant la même idée, les anciens
ont comparé le travail pathologique à celui qui
s'opère dans nos fourneaux. Ils ont vu que
dans le coryza, qu'on appelle aussi rhume de
cerveau, le nez se gonfle, qu'il en découle un
liquide, clair d'abord, pareil à de l'eau crue ;
mais que, la chaleur aidant, ce liquide devient
peu à peu moins abondant, moins séreux, plus
épais, visqueux, lié, d'un blanc jaunâtre, comme
cuit. Ils ont donc appelé coction ce travail pathologique, et regardé comme une élimination
dépurative les excrétions qui se dégagent.

Ce qui a lieu dans le coryza se reproduit
à peu près dans tout travail inflammatoire.
Dans le panari, le furoncle, le bouton de
variole, le phlegmon ou abcès quelconque, la
matière, d'abord séreuse ou séro-sanguinolente,
qui semble crue, se convertit peu à peu en
une autre matière plus épaisse, qui paraît cuite
et qu'on appelle pus.

Et comme il y a là un travail de séparation

et d'élimination de matières viciées d'avec les parties saines, les anciens ont désigné sous le nom de crise le point culminant et, pour ainsi dire, l'apogée de cet effort morbide. (*Crise* est pris du grec κρίσις, de κρίνω trier, séparer, en latin *cerno* ; ce mot en rappelle un autre de notre idiome pyrénéen , *cerné,* tamiser). Dans cet ordre d'idées, la crise est donc l'acte décisif qui sépare et dégage des parties saines les matières viciées et en opère l'élimination.

Les gens du monde ont emprunté aux médecins ce mot de crise ; on sait à combien de circonstances s'appliquent aujourd'hui les termes crise, moment critique. Cet emprunt n'est pas le seul qu'ils aient fait à la langue médicale.

Mais le grec κρίσις signifie aussi jugement ; de là vient que les médecins disent souvent que la maladie a été *jugée* pour exprimer qu'elle a fait sa crise.

Pour revenir donc à notre sujet , il arrive souvent, à la suite des fièvres aiguës, que la maladie mal jugée et la crise incomplète donnent lieu à une maladie chronique. Ainsi la rougeole , la scarlatine , peuvent être suivies d'hydropisies, et les pneumonies aiguës dégénérer en phthisie.

Toute maladie régnante, toute fièvre aiguë,

peut aussi donner naissance à une affection chronique, surtout quand la faiblesse relative d'une partie y prédispose le sujet.

Souvent l'état chronique conserve longtemps le caractère de la maladie aiguë dont elle procède ; et Sydenham rapporte le cas d'une dyssenterie inflammatoire qui durait depuis trois ans et ne fut guérie que par des saignées répétées.

On sait que Broussais attribuait presque toutes les maladies chroniques à un état inflammatoire de l'organe affecté, exagérant beaucoup le rôle de l'inflammation. Plusieurs de ses élèves, renversant cette théorie, ont mis sur le compte de la débilité des organes et de l'anémie ce que le maître rapportait à l'inflammation.

Ces deux points de vue ne sont pas tout à fait inconciliables ; la faiblesse et l'irritabilité coïncident souvent ensemble.

Toute espèce de fièvre peut se joindre à une affection chronique, lui donner son ton propre et l'entraîner avec elle dans sa terminaison.

Ainsi il y a des maladies chroniques dont une fièvre aiguë peut nous débarrasser. La fièvre tierce du printemps guérit quelquefois des engorgements, des hydropisies même, qui duraient depuis l'automne, et qui résultaient d'une fièvre aiguë, intempestivement arrêtée et changée en maladie chronique.

C'est principalement dans les affections nerveuses paralytiques, atoniques, muqueuses, lymphatiques, que la douleur et la fièvre aiguë survenant, semblent raviver la nature et présagent une conversion heureuse. Il faut alors respecter la fièvre si elle est modérée, la combattre si elle est trop forte, la traiter enfin selon les indications propres à son espèce.

Souvent, dans le cours du traitement thermal, et dans des affections graves, nous avons vu survenir de ces états fébriles que les malades attribuaient à l'effet des eaux et qui les préoccupaient beaucoup. Un, entr'autres, dont le corps était couvert d'ulcères, pendant deux mois qu'il passa à Aulus, prenant de 3 à 4 litres d'eau par jour, eut presque constamment le pouls à environ 90 pulsations. On aurait pu être inquiet de la persistance de cette fièvre ; mais elle aidait au travail éliminateur, les ulcères se cicatrisaient, l'appétit se soutenait, les forces augmentaient sensiblement ; il n'y avait donc pas lieu de suspendre le traitement, ni de combattre le travail de la nature. Ainsi la fièvre est souvent un acte médicateur, un mouvement critique nécessaire à la guérison.

Une jeune dame avait eu une péritonite aiguë très-grave. Peu à peu le ventre s'assouplit, les excrétions alvines et urinaires reprirent leur cours ; à la fièvre continue, succéda une fièvre rémittente d'abord, intermittente ensuite, avec accès quotidien , qui allait en diminuant d'intensité ; ces accès finirent par ne revenir qu'une fois par semaine , puis une fois par mois et disparurent tout à fait d'eux-mêmes. C'était des crises successives qui amenaient la résolution des derniers restes de la péritonite.

Des accès de fièvre survenus au printemps peuvent délivrer d'une affection paludéenne contractée en automne, et qui a été incomplétement guérie. On en reconnaît le caractère favorable, quand ces accès vont en diminuant d'intensité et en s'éteignant peu à peu d'eux-mêmes.

Les climats, les constitutions atmosphériques exercent une grande influence sur la chronicité.

En général, on se trouve mieux d'un milieu tout contraire à celui qui a donné naissance à la maladie.

Les fièvres paludéennes, devenues chroniques, se dissipent mieux dans l'air pur et élevé des montagnes, loin des terrains marécageux qui les ont engendrées. D'autre part, l'air des bords de la mer et les bains d'eau salée amendent les ma-

ladies strumeuses du cou et corrigent les constitutions tendant à la scrofule, que l'on rencontre dans les bas-fonds de certaines vallées
montagneuses où l'air est constamment brumeux
et les sources potables malsaines.

Qui ne connaît les bons effets d'un ciel
constamment doux et calme pour empêcher les
fâcheux ébranlements que les intempéries violentes et l'air froid et humide peuvent imprimer
à une poitrine délicate !

Nous citerons plusieurs cas de lépreux venus
des colonies, notamment de l'île Maurice , qui
se sont bien trouvés, soit de nos eaux , soit
de l'air de nos montagnes.

C'est ordinairement de l'état atmosphérique
que naissent les constitutions médicales, c'est-à-
dire le genre dominant de maladies aiguës ,
durant une certaine période ; elles peuvent amé-
liorer ou aggraver les affections chroniques.

Ainsi, les constitutions catarrhales, muqueuses,
ont la plus grande influence sur les maladies
vénériennes, avec lesquelles elles ont tant de
rapport par leur marche, par les exacerbations
le soir et la nuit, par le genre de tissus affectés :
d'où la difficulté de guérir le rhumatisme syphilitique.

En général une maladie chronique se trouve

mieux d'une constitution médicale qui est opposée à son propre caractère. Une phthisie pituiteuse marche moins vite sous une constitution médicale inflammatoire.

Au contraire, une fièvre aiguë complique d'une manière fâcheuse les affections chroniques qui ont un caractère analogue au sien. Ainsi, une constitution médicale inflammatoire peut exaspérer la marche des phthisies inflammatoires. La constitution catarrhale exaspère le rhumatisme ; une fièvre muqueuse ajoute à la gravité des symptômes syphilitiques.

Aussi voit-on, à certaines périodes, quand règne telle ou telle constitution médicale, empirer rapidement tous les phthisiques ou tous les hydropiques d'un canton, ou s'éveiller à la fois une foule. de rhumatismes.

On comprend combien , dans le traitement thermal, il faut tenir compte de toutes ces complications afin d'obvier à chacune ; sinon le mouvement tumultueux excité dans l'organisme retentit sur la partie malade et aggrave l'état.

Quelquefois la maladie aiguë et la maladie chronique restent quelque temps liées et confondues ensemble. D'autrefois la première reparaît avec tous ses symptômes quand la seconde a été guérie.

Enfin , il arrive qu'une fièvre aiguë ramène une maladie chronique qui semblait endormie et la rétablit dans son premier siége. Ainsi on a vu des érysipèles rappeler des éruptions dartreuses dans un lieu qu'elles avaient autrefois occupé.

Telles sont les considérations très-sommaires que nous avons cru devoir émettre sur la fièvre aiguë qui peut s'adjoindre aux maladies chroniques.

VIII

Les maladies chroniques, de même les affections aiguës, ont leurs crises et leurs moyens d'évacuation, mais plus irréguliers.

Les diarrhées, les flux urinaires, salivaires, peuvent dissiper toute espèce d'affections nerveuses et de maladies chroniques.

On peut en dire autant des abcès et de l'excrétion du pus par n'importe quelle voie ; de certains ulcères ou fistules, de l'apparition de quelques exanthèmes : ce sont là des émonctoires par lesquels la nature opère une dépuration ou une dérivation avantageuse.

Il est arrivé, à Aulus, il y a quelques an-

nées, un directeur des bureaux du chemin de
fer du Nord, maigre, blême, qui ne pouvait
plus supporter les aliments les plus légers sans
être exposé à les rejeter peu après par la
bouche. Son inquiétude était grande ; il se
croyait atteint de quelque squirrhe de l'estomac
ou du foie. Après quinze jours de boisson et
de bains, il lui surgit, sur toute la cuisse droite,
une éruption d'un rouge écarlate, qui persista
quelques jours. Dès cette apparition, les vomissements cessèrent , les digestions devinrent
faciles, le malade reprit sa force et sa fraîcheur ;
l'éruption survenue à la cuisse se dissipa peu
à peu ; il est revenu à Aulus l'année suivante,
et, trois ans après , la guérison avait été complète.

On reconnaît que les éruptions ou les excrétions sont critiques, lorsque, à mesure qu'elles
se font, la maladie principale diminue et que
les forces se rétablissent ou qu'elles sont mieux
distribuées.

L'art s'efforce souvent d'imiter la nature et
de détourner des organes nobles, les spasmes,
les oscillations nerveuses et les mouvements
fluxionnaires, en produisant des excrétions ré-
vulsives , en appliquant des vésicatoires , des
moxas, des cautères, des sétons.

5

C'est aussi l'effet que l'on obtient en employant les eaux minérales , soit en boisson, comme purgatives et diurétiques, soit en bains et en douches, à température, à jets et à pressions variés.

Quelquefois des moyens perturbateurs énergiques, des drastiques violents, en provoquant des évacuations excessives, produisent de bons effets. Mais ces moyens , qui tantôt frappent le mal, tantôt la nature , sont trop dangereux.

Dans la plupart des cas, des purgations douces, modérées , qui impriment aux humeurs une nouvelle direction, d'une manière continue, mais sûre , sont préférables à des purgations plus actives, mais brutales, qui ont leur raison d'être dans un cas pressant, mais qu'on ne pourrait prolonger impunément.

Nous avons parlé de la fièvre aiguë , des excrétions et des produits pathologiques qui peuvent amener la crise des maladies chroniques ; mais souvent cette fièvre et ces produits ne sont pas critiques, mais symptomatiques. Ils indiquent non pas une guérison prochaine, mais une tendance de l'affection à empirer , ou une disposition, une habitude vicieuse, ou le défaut de ressort, la faiblesse, l'adynamie.

Telles sont toutes les cachexies avec l'état

fébrile qui souvent les accompagne, la fonte séreuse ou purulente ; certaines hémorrhagies nasales, pulmonaires, utérines ; certains flux du ventre ; les sueurs nocturnes des phthisiques , les pertes séminales exagérées , les diabètes , l'albuminurie.

Il se fait alors une altération et une perte des principes organiques les plus précieux, et, si l'on n'arrête cette tendance, le malade tombe dans ces maladies consomptives que les anciens comprenaient sous le nom général de phthisie.

Très-souvent aussi, dans le cours des maladies chroniques, il se forme des altérations considérables dans le tissu des solides ; et l'on voit des médecins qui rapportent toute la maladie à cet ordre de lésions.

Mais il ne faut pas perdre de vue qu'entre les lésions des organes et les symptômes, il n'y a pas de rapport nécessaire et constant, et l'on ne peut tirer, du seul examen des tissus lésés, ni un diagnostic ni un pronostic certains, et, moins encore, une thérapeutique solide.

D'une part, la lésion organique n'indique pas toujours la nature de la maladie, puisque le même organe peut être affecté par des causes morbifiques très-diverses : goutte, rhumatisme, syphilis, scrofule, etc., offrant des indications bien différentes.

D'autre part, on peut mourir, quoiqu'il n'y ait que peu ou point de lésions anatomiques appréciables, comme on peut vivre malgré des désordres considérables dans les tissus, surtout s'ils se sont formés peu à peu et que la nature ait eu le temps de s'y accoutumer.

Nous avons vu le foie, la rate, les glandes du mésentère acquérir un volume considérable, énorme même, persistant des années entières, sans que le malade éprouvât d'autres accidents qu'un sentiment de pesanteur et de gêne bien naturel quand on porte une masse aussi volumineuse.

Nous avons vu vivre longtemps des personnes auxquelles il ne restait de sain qu'un quart du poumon, tandis que d'autres succombent rapidement quoiqu'il n'y ait qu'une lésion pulmonaire peu étendue.

Une fille, dont tout le poumon gauche n'offrait à l'auscultation que craquements et gargouillements non équivoques, a vécu quatre ans dans cet état, vacant à toutes les occupations de son sexe, se livrant souvent avec passion au chant et à la danse ; elle était habituellement un peu essoufflée. Le poumon droit était sain.

L'encéphale lui-même, cette masse nerveuse qui semble être le réservoir de la vie, peut supporter, dans son tissu, de graves altérations, sans qu'elles entraînent immédiatement la mort, si le travail morbide s'opère peu à peu.

En voici un cas curieux rapporté par Gavard :

« Desault a plusieurs fois cité, dans ses leçons, le fait suivant : Un notaire de Paris avait, depuis environ quinze ans, un écoulement purulent par le conduit auditif droit ; il était affecté de surdité du même côté, et ressentait, de temps en temps, des douleurs très-vives, qu'il rapportait à l'oreille interne. Dans un voyage qu'il fit sur les côtes de la Normandie, ayant reçu un coup d'air, la suppuration s'arrêta subitement ; il survint de la fièvre et des maux de tête violents, qui l'obligèrent à garder le lit. Après quelques jours de repos et d'un traitement convenable, les accidents se calmèrent et l'écoulement se rétablit. Mais, depuis cette époque, les douleurs devinrent continuelles : elles augmentaient une ou deux fois par jour, et causaient souvent des syncopes qui duraient une demi-heure. Enfin, après avoir vécu trois ans et demi dans ce déplorable état, mais sans éprouver aucun dérangement dans les fonctions intellectuelles , le malade périt dans un accès de douleur. A l'ouverture du cadavre , Desault trouva le rocher du côté droit presque entièrement carié ; la moitié de l'hémisphère correspondant du cervelet, détruite par la suppuration , et une partie de ce qui restait du même hémisphère, dans un état de macération. »

On le voit donc, des destructions partielles du cervelet, et nous pouvons en dire autant du cerveau , sont compatibles , au moins pendant quelque temps , non-seulement avec la vie , mais encore avec l'intégrité des facultés mentales, quand la lésion s'est produite peu à peu.

Au contraire, on voit souvent des personnes succomber à des maladies épileptiformes, apoplectiques ou paralytiques, sans qu'à l'ouverture du corps on puisse découvrir, dans l'encéphale, aucune trace de lésion appréciable.

Contre les lésions des solides, il arrive souvent que la thérapeutique ne peut rien ; les eaux minérales sont aussi impuissantes que les remèdes pharmaceutiques, mais on peut toujours combattre des symptômes qui ne sont pas nécessairement liés à ces lésions. On peut, souvent aussi, calmer les douleurs et , du moins, soulager le malade.

Nous bornons ici nos considérations préliminaires sur les maladies chroniques. Nous avions déjà consigné quelques-unes de ces idées dans une publication antérieure (*Clinique mé-*

dicale de Montpellier depuis le 1ᵉʳ avril 1843 jusqu'au 1ᵉʳ mai 1845). Nous en développerons d'autres dans le courant de ce travail, à mesure que les observations recueillies dans la station thermale d'Aulus y donneront occasion.

IX

Avant de parler du mode d'action propre aux eaux d'Aulus, nous croyons devoir faire quelques remarques sur les eaux minérales de nos montagnes.

Et d'abord, qu'est-ce qu'une eau minérale ?

Il semble qu'on devrait appeler de ce nom toute eau naturelle qui tient en solution des principes salins ou terreux, acides ou alcalins, en un mot, des éléments métalliques ou minéralisateurs quelconques.

Mais l'expression ainsi entendue serait trop générale ; elle comprendrait presque toutes les eaux naturelles, puisqu'il n'y a pas de rivière, de puits , de fontaine , dont l'eau soit à un état de pureté et de simplicité parfaites. Les photographes le savent bien ; pour leurs opérations si délicates, ils n'emploient que de l'eau distillée. Toute autre eau naturelle est pour eux impure, et troublerait le résultat par les substances étrangères qu'elle contient.

Et même il faut remarquer que l'eau pure, comme celle de pluie , de neige , est moins facile à digérer que celle qui, ayant été battue avec l'air contre les roches et les sables souterrains ou apparents, tient en solution quelques sels légers (silicates , carbonates , etc.) , comme si notre corps avait besoin de ces sels pour stimuler les organes et activer la digestion de l'eau.

Ainsi la meilleure eau potable est toujours minéralisée à quelque degré, si faible que ce soit.

Mais il y a des sources tellement chargées d'éléments minéralisateurs, qu'elles ne sont pas même potables. On rencontre , en effet , des eaux coulant ou suintant le long des rochers avec un enduit glaireux, blanc, jaune, rouge, brun , ayant un goût désagréable , styptique , âcre, jusqu'à exciter des vomissements ou des coliques, et dont il serait dangereux de faire usage.

Les sources minérales que l'on trouve le plus communément dans les vallées du Couserans, ont un aspect ferrugineux.

Ainsi, à Aulus, aux alentours de la source thermale, on voit plusieurs filets d'eau déposant de la rouille. En montant le versant, rive gauche du ruisseau de Fouillet, on aperçoit une fontaine abondante, appelée *Gouttos-Roujos*, tellement ferrugineuse, qu'on a essayé d'exploiter l'ocre qu'elle dépose.

Il y a une source ferrugineuse un peu au-dessus de Saint-Lizier-d'Ustou, assez connue des habitants de cette vallée.

D'autres apparaissent un peu au-dessous de Couflens, sur les deux rives du Salat.

Une autre coule dans la vallée d'Angouls, à quelques mètres du bord gauche du ruisseau. Une surtout, très-abondante, sort de terre au-dessous du hameau de Haoup, section de Capvert, commune de Seix, et descend rapidement sur un lit qu'elle a teint d'une vive couleur de sang, quoique l'eau soit elle-même très-limpide.

Il y a une petite source ferrugineuse à Sentenac, au moulin de Siris.

Deux autres se trouvent en deçà et en delà du Salat, dans la gorge de Ribaute.

Une autre, près du village de Ségalas (Soulan) ;

une autre, sur la rive gauche de l'Arac, près
de la route départementale n° 3, à environ 1
kilomètre au-dessous de Biert ; une autre, non
loin du presbytère de cette commune.

Enfin, dans le bassin de Massat, il y a les
sources ferrugineuses des Balmès, de Labeilla,
celle du champ de foire, etc. On voit donc
que les sources martiales sont assez communes.

Cette quantité de fontaines minérales ne doit
pas surprendre, dans un pays aussi riche que l'est
notre Couserans en gisements métalliques divers. Un ingénieur des mines, M. Mussy (l'un
des auteurs de la carte géologique de l'Ariége),
nous disait qu'un jour, en allant vérifier la
découverte d'une mine, il en avait rencontré
une vingtaine sur son chemin. Faut-il s'étonner
que nos eaux s'imprègnent de principes métalliques ?

Mais il y a aussi des sources salines non
métalliques.

A quatre cents mètres au-dessus de Seix,
sur la rive droite du Salat, coule une fontaine
pétrifiante ; elle est beaucoup moins chargée de
sels que celle de Clermont-Ferrand ; mais la
cristallisation sur les brins d'herbe est facile à
constater. Les animaux, toujours avides de sels
et de salpêtres, ne manquaient pas de s'abreuver

à cette rigole. En construisant un aqueduc sous la route pour conduire cette eau à la rivière, on a malencontreusement supprimé leur buvette.

Les diverses sources que nous venons d'énumérer possèdent-elles quelques vertus thérapeutiques ? Jusqu'à quel point et sous quelle forme pourrrait-on leur donner une utilité médicale ? Outre le sédiment ocreux que déposent certaines d'entre elles, contiennent-elles de l'arsenic, du cuivre, etc.? Pourraient-elles être utilisées, sinon en médecine, du moins pour quelque art, pour quelque industrie ?

Les chimistes pourront un jour étudier quelques-unes de ces questions.

Mais, comme le public se préoccupe quelquefois de ces sources, nous devons signaler ici l'inconvénient qu'ont la plupart d'entre elles, au point de vue de leur valeur thérapeutique : c'est qu'elles n'ont pas de thermalité.

On qualifie du nom de thermale toute source dont la température, à peu près constante, est supérieure à celle qu'ont les cours d'eau ordinaires.

La thermalité d'une source indique qu'elle émane des réservoirs intérieurs; qu'elle a été chauffée et élaborée par la chaleur centrale de la terre, et qu'on peut la comparer à une sorte d'infusion, de décoction ou de distillation. Au contraire, le défaut de thermalité annonce ordinairement une eau plus crue, ou si l'on veut une simple macération de l'eau de pluie ou de neige qui, en traversant divers terrains, en charrie les matières solubles par un simple mélange et sans aucune combinaison particulière.

Toutefois, il est juste de remarquer qu'il existe des eaux minérales (sulfureuses froides, par exemple), qui, primitivement, peuvent avoir été formées par la chaleur, mais qui se sont refroidies.

Mais, dira-t-on, quel est donc le degré de température que doit avoir une source pour être réputée thermale ?

Plusieurs hydrologues considèrent comme telle, toute source dont la température dépasse constamment 10 degrés centigrades ; d'autres exigent une température un peu plus élevée.

En dehors des eaux d'Aulus, nous ne connaissons jusqu'à ce jour dans nos vallées que deux sources minérales qui soient douées de thermalité. L'une est située à Seix, sur la rive gauche du Salat, au bord de la rivière ; elle a 16° à 17° centigrades. L'autre est à Soulan, près de Pontaut, à l'entrée du vallon d'Aliou, sur la rive gauche du ruisseau de ce nom ; elle est à 13° ou 14°.

C'est l'expérience et l'observation de faits cliniques qui peuvent faire porter un jugement sérieux sur les bienfaits qu'on peut attendre d'une source minérale.

Ici, comme sur tant d'autres sujets , il faut se garder également de préventions systématiques et d'entraînements téméraires.

Après les éclaircissements que nous venons de donner, nous pouvons répondre à la question posée au début de cet article, qu'est-ce qu'une eau minérale ?

Dans le sens usuel et restreint qu'on donne communément à ces mots , une eau minérale est une eau naturellement médicinale en vertu d'éléments qui lui sont particuliers.

La classification des eaux minérales qui , d'abord, semble facile, présente en réalité des difficultés telles que dans ces derniers temps quelques hydrologues se sont décidés à les ranger simplement par ordre alphabétique.

En effet, la division en eaux froides et en aux chaudes n'indique presque rien quant à leur nature.

La division en eaux acides , alcalines , sulfureuses , sulfatées , carbonatées , chlorurées ,

ferrugineuses, arsenicales iodées, etc., est éga
lement très-défectueuse et peut induire le
praticien en erreur, car la même source peut,
à la fois, réunir plusieurs de ces qualités ; et
souvent on ne sait trop à laquelle il faut rapporter la principale action médicatrice.

La découverte du chrome, de la lithine, etc.,
et d'autres substances que les chimistes récents
ont signalées dans certaines sources, et qu'ils
regardent comme des substances actives et mé-
dicatrices, ont ajouté à la confusion. La nature,
dans la diversité infinie de ses mélanges, se
joue en quelque sorte de nos efforts et de nos
méthodes, toujours trop étroites.

Nous n'entrerons donc dans aucune digression
sur la classification des sources thermales, et,
laissant ce soin à d'autres, nous ne nous occu-
perons que de celles que nous avons sous les
yeux.

X

Avant d'indiquer les analyses des eaux d'Aulus qui ont été faites successivement par divers chimistes, nous devons dire quelles sont à peu près les dispositions géologiques et topographiques du vallon.

Le bas-fond (altitude 762 mètres près du pont communal sur le Garbet) est une plaine oblongue, un peu irrégulière, ayant environ deux kilomètres de longueur (depuis le moulin à scie de Saint-Vincent jusqu'à la forge) et cinq à six cents mètres dans sa plus grande largeur. Elle est ouverte, au nord-ouest, pour donner passage à la rivière du Garbet qui la partage en deux moitiés égales ; elle est fermée, de tous

les autres côtés , par une haute ceinture de
montagnes.

La roche , qui forme la base fondamentale ,
et comme la grosse charpente du bassin, paraît
être de nature granitique. Le granit, en effet,
apparaît dans les cimes les plus élevées (Tuc
de Bertrone , crêtes de Bassiès , de Saunou ,
de Guillou, pic Pédière, pic et plateau d'Aoubé) ;
il reparaît à sept ou huit kilomètres en aval
d'Aulus , au-dessous de la côte de las Escales
d'Ercé, et, de là, se continue sans interruption
sur les deux rives du Garbet, jusque tout près
d'Oust. De gros blocs granitiques, irrégulièrement
taillés, émoussés ou arrondis, jonchent partout
le sol, soit qu'ils aient été transportés par le
mouvement des glaciers, ou précipités par les
eaux torrentielles, comme il arrive encore de
nos jours, ou peut-être lancés et roulés dans
les airs, puis disséminés çà et là par les anciennes commotions du globe. Quelquefois ce
granit est émietté en petits fragments ou même
pulvérisé comme du sable. Le grain qui com-
pose les blocs n'est pas partout égal ; il
diffère en finesse et en densité. Certains blocs
ont emprisonné dans leur intérieur des fragments
d'un grain plus fin qui, sans doute, étaient
tombés accidentellement dans une pâte plus

6

grossière quand la coulée était encore molle ou en fusion.

Les parois granitiques du bassin d'Aulus sont flanquées de grosses roches schisteuses et calcaires.

Dès le commencement de la côte de las Escales, on voit paraître les premières couches de schiste ; elles sont bientôt remplacées par des assises de marbre blanc ou bleuâtre (carbonate de chaux). Ce marbre s'étend en masses énormes sur les deux rives depuis las Escales jusqu'à la naissance du vallon d'Aulus. Il forme, dans tout ce trajet, le fond du lit du Garbet. Sur les deux versants de cette rivière, la roche calcaire est creusée de trous, de grottes, de cavernes qui, dans les grands orages, vomissent des torrents d'eau mêlée de graviers. Quelques-unes de ces ouvertures donnent, toute l'année, de l'eau commune très-fraîche (5° à 8° centigrades), abondante et salubre. Dans plusieurs endroits du vallon, principalement sur la rive droite, près de la route, on voit couler cette eau claire et rapide sur un lit de cresson. Il y a une source du même genre, très-fraîche aussi, sur la rive gauche du Garbet, à environ trois cents pas en amont du pont communal. L'eau du Garbet est, elle-même, d'une limpidité

qui fait l'admiration des étrangers accoutumés
à ne voir que les cours d'eau de la plaine.

Ce n'est pas dans les roches calcaires que se
trouvent à Aulus les sources minérales. Le calcaire semble expirer à l'entrée inférieure du
vallon d'Aulus, savoir : d'une part (rive droite)
à l'étranglement formé par l'arète de St-Vincent ;
et d'autre part (rive gauche) au ruisseau de Fouillet.

Ce torrent a mis à nu à sa droite les flancs
de la montagne de las Costes ; là, dans des
anfractuosités presque à pic, on voit recommencer
les assises de schiste ou de calcaire-schisteux
qui, sans doute, couchées sur le granit, font
le tour du vallon et le couvrent d'une épaisse
doublure.

C'est de ce terrain schisteux, au pied de la
montagne de las Costes (rive gauche du vallon)
que sortent de nombreux filets d'eau, dont on
reconnaît la minéralisation à la couleur rouillée
du sol.

Ces sources se produisent sur une zone d'environ 300 mètres, qui commence en haut, vis-
à-vis le pont communal, à l'origine du chemin
d'Aulus à Ustou et qui finit en bas à peu près
à une distance de 150 mètres du ruisseau de
Fouillet. Les sources principales sont à 200
mètres environ du Garbet.

Dans la zone que nous venons de préciser, on foule presque partout un sol marécageux, où le pied s'enfonce, malgré les rigoles dont les propriétaires ont sillonné les prairies.

Si l'on fouille dans ces marécages, à travers les éboulis de la montagne, on découvre des filets d'eau limpide, disséminés, ayant un goût particulier, et laissant sur les terres et les cailloux une sorte de bave, qui, à l'air libre, devient peu à peu rougeâtre, puis brune et même noire, et qui souvent se couvre d'une pellicule luisante, bleuâtre.

Essayées par le réactif dont nous avons parlé plus haut (nitrate acide de mercure), presque toutes ces sources donnent un précipité trouble abondant, d'une belle couleur jaune-serin, qui, par le repos, s'accumule au fond du verre. La réaction s'opère un peu plus lentement quand l'eau est plus froide.

Car tous ces filets d'eau ne jouissent pas du même degré de thermalité.

Celles du principal groupe (sources Darmagnac, Bacque et des Trois-Césars) offrent à leurs robinets une température constante de 19 degrés centigrades, plus ou moins bien couverts selon la sensibilité du thermomètre dont on se sert. Depuis 30 ans, la température n'a

jamais varié ni par le beau temps, ni par les
orages, ni sous les glaces de l'hiver, ni sous
les chaleurs de l'été.

Aucune des sources minérales voisines n'atteint ce degré de chaleur ; la plus rapprochée
du groupe Darmagnac a cinq degrés de moins,
et la plus éloignée, qui est située dans le communal au-dessus de l'établissement thermal,
près du sentier qui mène actuellement à Ustou,
n'a que 11 degrés centigrades, c'est-à-dire 8
degrés de moins que la source Darmagnac.

Comment expliquer cette différence de température et la co-existence de ces sources dans
des points si rapprochés ?

Quand on considère l'ensemble du vallon
d'Aulus, on est porté à penser que, dans les
temps reculés, ce bassin était un vaste abîme,
ayant une profondeur dont on peut se faire
une idée, en plaçant par la pensée une règle
droite sur chacun des plans inclinés opposés
qui cernent le bassin, de manière à joindre
ces deux droites par leur extrémité inférieure ;
le sommet de l'angle ainsi supposé au thalweg
de la vallée en indiquerait la profondeur.

Dans ce fond, selon toute probabilité, était
restée béante quelque faille ou crevasse livrant
passage aux eaux chaudes souterraines.

Les effondrements successifs de la montagne, les mouvements des glaciers, les rochers, les sables, les terres, les bois, successivement entraînés, ont comblé l'abîme ; et comme un tampon qui bouche mal un jet de liquide, ces matériaux ont fait rejaillir par diverses issues l'eau thermale qui est remontée à la surface à mesure que se comblait et se relevait le fond du lac.

On conçoit que les filets principaux aient conservé plus de thermalité que ceux qui se sont écartés davantage.

On peut admettre aussi que des eaux plus froides, descendant de la montagne à travers les fissures des roches, ont, par le mélange, diminué la thermalité de l'eau venue d'en bas et ont pu en modifier la minéralisation.

A l'appui des explications précédentes, nous citerons les faits suivants :

1° Quand on a procédé au captage du groupe des sources Darmagnac, on a constaté que l'eau minérale venait d'en bas ; aucun filet ne venait d'en haut, ni d'à côté.

2° Malgré la profondeur des fouilles, on n'est pas arrivé jusqu'à la roche qu'on n'a pu rencontrer ; mais on a capté les sources sur un terrain très-dur, formé de cailloutis et de terres argileuses très-fermes.

3° Nous avons, dans le temps, constaté dans un terrain situé sur la rive droite du Garbet, l'existence d'une source ferrugineuse , froide , analogue pour la couleur, le goût et la réaction à celles de l'établissement thermal ; cette source provenait vraisemblablement de la même origine ; c'était un filet perdu qui, venant des parties profondes du sol, avait dû passer sous le lit de la rivière. Cette source a été, depuis, enterrée sous des constructions.

4° Dans des fouilles pour chercher de nouvelles sources , on a trouvé de beaux cristaux de sulfate de chaux (nous en conservons quelques-uns), tout à fait transparents, formés évidemment aux dépens de l'eau minérale qui tient cette substance en solution. Les terres et les cailloux parmi lesquels se rencontrent ces cristallisations et que traversait l'eau minérale, étaient blanchis par un enduit savonneux au tact, comme l'est le talc ou le plâtre cru, ce qui indique bien que l'eau, dont ces matières étaient imprégnées, provenait d'un terrain gypseux; ordinairement, dans nos vallées, le gypse est couché sous les calcaires.

5° Dans les fouilles faites sur d'autres points on a toujours constaté que l'eau thermale vient de bas en haut ; mais on a aussi reconnu que des égoûts d'eau superficielle viennent quelquefois s'y mêler, et peut-être la refroidir et en changer le mode de sulfurisation.

Ainsi peut s'expliquer la diversité de température des différentes sources.

Enfin il se peut que, malgré leur analogie apparente, ces divers filets d'eau n'aient pas les mêmes propriétés. La saveur, du moins, n'est pas partout la même ; il serait imprudent de les employer indifféremment et sans discernement.

Le bassin d'Aulus est riche en minerais de divers genres. On y a exploité l'or, le cuivre, l'argent, le plomb, le zinc, le fer, etc., métaux tous plus ou moins accompagnés de soufre, de manganèse, d'arsenic, etc. Rien donc ne doit étonner dans la minéralisation de ses eaux.

XI

Ajoutons quelques mots sur la topographie du vallon.

Nous avons déjà dit que la petite plaine d'Aulus était, autrefois, sans doute, un grand lac qui s'est comblé à la longue.

Aujourd'hui encore, par suite des éboulements et des apports de matériaux qu'entraînent les pluies torrentielles et les inondations, le lit de la rivière et de ses affluents, et, par conséquent, le bas-fond de la vallée tendent toujours à s'exhausser. Dans les grandes fontes de neige, mêlées d'une pluie chaude et continue, tous les ruisseaux débordant à la fois, on entend les blocs de granit rouler, en se heurtant dans les eaux bourbeuses avec un bruit sourd qui imite celui du canon. Le passage sous les ponts est souvent obstrué ; il faut déblayer le lit du torrent, sinon les maisons riveraines et la plaine même courent risque d'être inondées. C'est une circonstance dont les architectes et les constructeurs doivent tenir compte. Jusqu'ici ces dépôts de pierres et de sable ont servi à bâtir des quais et des hôtels , mais ces travaux auront un terme , et le charroi des matériaux qui descendent de la montagne n'en aura pas.

C'est peut-être pour se préserver de ces alluvions désastreuses que les anciens habitants d'Aulus, au lieu de s'établir dans la plaine, au bord de l'eau, avaient groupé leurs habitations et bâti leur église dans la partie la plus élevée du vallon , au pied d'une montagne presque aride, où les éboulis étaient moins à craindre.

Peut-être aussi cherchaient-ils , dans cette exposition, un peu plus de soleil pour l'hiver. Car, pendant la saison rigoureuse, la rive gauche du Garbet est plus froide, le soleil y passe à peine quelques heures, et la neige y séjourne plus longtemps.

Mais, en été, cette partie de la plaine, ainsi que les coteaux qui la dominent, est plus verte, plus fraîche et plus ombreuse ; les fon-

taines et les ruisseaux, les prairies et les bosquets
y abondent.

Dans son ensemble, le bassin d'Aulus offre
les sites les plus variés , depuis les simples
coteaux comme les mamelons verts de las Es-
canérades , qu'on voit au haut de la plaine,
jusqu'aux cimes les plus élevées.

Si jamais une municipalité zélée parvient à
établir des chemins et des sentiers convenables, les promenades ne manqueront pas aux
malades et aux touristes.

Dans le bas-fond, la source des neuf ponts,
les longues prairies de Coulédous et de Camésa,
celles des Cans-Rédouns, le chemin et les abords
de l'ancienne forge, etc., peuvent convenir aux
valétudinaires. D'autres peuvent parcourir les
sentiers du pont de la Mouline, visiter les ruines
de l'ancien Aulus, à Castel-Minier, où sont les
bouches des anciennes galeries des mines ;
gravir le sentier qui mène au plateau de Sou-
liou (rivière de Fouillet).

Les plus intrépides visiteront les pâturages
et les sapinières de Freychech, et jusqu'au lac
d'Aoubé suspendu très-haut, comme dans un
grand bénitier de granit.

Le lac de Guzet, situé dans un évasement
du pic Pédiére, entre la gorge de Fouillet et celle

d'Ars, est un des plus gracieux ; entouré de hêtres, de sapins, avec des pelouses couvertes de fraisiers et d'airelles-mirtils.

La gorge d'Ars (chemin du port, qui mène à Tabascan en Espagne) est un long ravin qui porte d'abord le nom de Parabis et, ensuite, celui d'Enfer, à cause de la profondeur abrupte où mugit le torrent ; plus haut, la gorge s'élargit dans une oasis de verdure, qu'on appelle Artigous ; vient ensuite la cascade d'Ars, surmontée de trois lacs poissonneux , superposés d'étage en étage.

Le Pouech de Gouas sépare la gorge d'Ars de celle du Garbet. Sa cime est couverte de troupeaux, et ses flancs sont transpercés, dit-on, par des galeries minières.

La gorge d'où coule le Garbet est entre le Pouech de Gouas et Coumebière ; elle est large, évasée et se termine, à son étage supérieur, par le beau lac du Garbet qui donne naissance à la rivière de ce nom. Au-dessus du Garbet, est encore un petit lac , dit étang de Blau , mais presque inaccessible.

Le plateau de Coumebière constitue un des plus vastes et des plus beaux pâturages de la vallée.

C'est là que sont les mines de Lacore et des

Argentières. On peut y aller à dos de mulet.

Il serait visité plus fréquemment si le chemin qui doit relier Aulus à Vicdessos était terminé.

Enfin, à l'Est de la vallée, un sentier, qui s'élève de l'Est au Nord, contourne le ravin qui sépare le territoire d'Aulus de celui d'Ercé ; il conduit au col d'Eret, entre les cantons d'Oust, de Massat et de Vicdessos. C'est dans ce grand plateau qu'est l'étang de l'Erz, vaste nappe d'eau dans un bassin formé d'une espèce de granit verdâtre, très-dur et très-lourd (Erzolithe).

Dans le voisinage d'Aulus, les vallées d'Oust, Vic, Soueix et celles de Seix, d'Ustou, de Couflens, ainsi que la vallée de Massat, peuvent être visitées en voiture.

Il n'entre pas dans notre sujet tout médical de décrire ces divers sites, dont nous avons parlé ailleurs (*Notice sur le Couserans*) ; mais il convenait d'en dire un mot en passant, car si la géologie d'une localité intéresse l'étude de ses sources minérales, les excursions dans ses environs font partie de l'hygiène des baigneurs.

Comme complément, nous annexons ici un tableau comparatif de l'altitude de quelques principaux sites, non-seulement pour les environs d'Aulus, mais pour quelques autres localités thermales qui peuvent intéresser les touristes :

Il ne sera pas , peut-être , hors de propos d'indiquer aussi quelques hauteurs du versant espagnol, relatives au projet d'un tunnel, par la vallée du Salat, entre la France et l'Espagne, qui intéresse tant nos vallées.

Entrée du tunnel projeté (versant français.. 1206.
Longueur du souterrain : 4000 mètres.
Sortie du tunnel (versant espagnol)....... 1326
Pont du Pin (*Pount dé Pino*)............ 1292
Alous (premier village espagnol).......... 1236
Izil (second village espagnol)............ 1116

Les altitudes ci-dessus indiquées nous ont été communiquées, en ce qui concerne Aulus, par le capitaine d'état-major Manouri, qui fit le relevé de la carte de cette partie de la frontière, en 1852.

Les autres altitudes ont été extraites de divers documents. On comprend qu'elles puissent offrir des variantes, selon le point qu'a visé l'observateur et selon la précision des instruments, comme on le voit pour les hauteurs attribuées au mont Vallier.

XII

Après ces détails topographiques, pour rentrer dans notre sujet spécial, nous allons donner les diverses analyses chimiques des eaux d'Aulus qui ont été faites successivement. On verra qu'elles diffèrent d'une manière assez notable, non-seulement pour les sources analogues, mais encore pour la même source, selon le chimiste qui a procédé aux analyses.

Il ne nous appartient pas d'en discuter les résultats ni les méthodes. Nous nous contentons de consigner ici les données qui nous ont été communiquées.

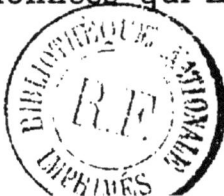

7

*Analyse chimique de l'eau minérale d'Aulus,
par MM. Filhol et Pinaud, en 1847.*

(Source Darmagnac).

L'eau d'Aulus est limpide, inodore ; sa saveur est légèrement amère ; sa densité, prise à la température de + 10° centigrades, est de 1,0027. Un thermomètre, plongé pendant un quart d'heure dans la source, marquait 20° ; la température de l'air, au même instant, était de 11,5.

Exposée à l'air, cette eau se trouble au bout de quelque temps et dépose un précipité rougeâtre.

Soumise à l'action du calorique, elle laisse dégager, avant l'ébullition, un peu d'acide carbonique, et abandonne en même temps un précipité pareil à celui que nous venons de mentionner.

L'eau d'Aulus ramène lentement au bleu le papier de tournesol rougi par les acides.

Essayée à l'aide de réactifs, elle a fourni les résultats suivants :

Azote d'argent, léger précipité insoluble dans l'acide azotique, soluble dans l'ammoniaque.

Chlorure de baryum, abondant précipité blanc, insoluble dans l'acide azotique.

Ammoniaque, précipité blanc, floconneux, insoluble dans la potasse.

Eau de chaux, léger précipité blanc, se dissolvant avec effervescence dans l'acide azotique étendu.

Eau de savon, abondant précipité blanc grumeleux.

Acétate de plomb , très-abondant précipité blanc.

Bichlorure de mercure, trouble léger après quelques heures.

Cyanure jaune de potassium et de fer, très-légère coloration bleue, ne se produisant qu'à la longue.

Oxalate d'ammoniaque , abondant précipité blanc.

On peut conclure des réactions précédentes que l'eau d'Aulus renferme : des chlorures , des sulfates, de la magnésie, de la chaux, du fer, de l'acide carbonique.

Après ces données sur l'analyse qualitative, M. Filhol indique comment il a procédé pour obtenir l'analyse quantitative. On peut voir les détails de ces opérations dans nos deux rapports imprimés de 1849 et de 1850.

Voici, en résumé, les résultats qu'il a obtenus pour un litre d'eau :

Acide carbonique libre.	0.650
Chlorure de magnésium.........	0.052
— de sodium	0.012

Sulfate de chaux................	18.177
— de magnésie	2.093
— de soude	0.120
Carbonate de chaux.............	1.268
— de magnésie	0.347
Oxyde de fer	0.046
Silice.......................	0.076
Acide crénique et apocrénique....	0.064

Manganèse..................
Cuivre .... } traces.
Arsenic....................

22.905

Voici maintenant le résultat de l'analyse de la même source faite en 1852, par M. Ossian Henry, d'après son rapport à l'Académie de médecine.

Analyse des eaux de MM. Dégeilh et Souquet (alors propriétaires), pour un litre d'eau :

Acide carbonique...............	0.0650
Chlorure de calcium............	0.0060
— de sodium.............	0.0012
Sulfate de chaux...............	1.8167
— de magnésie	0.2093
— de soude	0.0120
Carbonate de chaux.............	0.0268
— de magnésie	0.0386
Oxyde de fer	0.0046
Silice.......................	0.0076
Acide crénique et apocrénique......	0.0064
Cuivre	} traces.
Arsenic	

Total 2.1942

M. le curé Bacque ayant demandé à l'administration l'autorisation d'exploiter la source qu'il avait découverte, cette nouvelle eau minérale fut analysée encore par M. Ossian Henry, qui présenta en 1856, à l'Académie de médecine, le rapport suivant:

(Source Bacque)

« D'après les essais faits avec le plus grand soin sur la source de Bacque, nous avons déduit la composition suivante pour 1.000 gr. de liquide :

Acide carbonique libre évalué ..	1/8 du vol. de l'eau.	
Sulfates auhydres de chaux.........	1.980	
— de soude.........	0.100	
— de magnésie......	0.300	
Bicarbonates de chaux	0.097	
— de magnésie...........	0.043	
Chlorures .... { de sodium ... de calcium... de magnésium }	0.040	
Sel de potasse....................	sensible	
Acide silicique, alumine, phosphate... Iode......................... }	0.080	
Arsenic dans le dépôt ocracé......	indices	
Oxyde de fer et de magnésie évalués..	0.005	
Matières organiques.........	indéterminées	
Total............:......	2.645	

(Ici l'acide carbonique est évalué en volume et non en poids).

« Cette composition chimique, qui assimile tout à fait cette nouvelle source d'Aulus à celle déjà signalée dans le même pays, la fait ranger au nombre des eaux *selenito-magné-siennes*, à côté de celles d'Audinac, d'Encausse, de Siradan , de Capvern, de Bagnères-de-Bigorre même, douées toutefois de thermalité, et même se rapproche beaucoup de celle des eaux de Contrexéville et de Sermaize dont les propriétés médicinales ne sont pas douteuses. » Ce rapport fut fait sur la demande du Ministre de l'agriculture, du commerce et des travaux publics.

M. le docteur Garrigou a commencé, en 1873, une nouvelle analyse des sources Darmagnac et Bacque ; il a publié, en 1874, le résultat de son travail ; selon lui, ces eaux contiennent, savoir :

	Source Bacque.	Source Darmagnac.
Acide carbonique...	0 gr. 1982	0 gr. 1166
» sulfurique....	1 » 2098	1 » 3288
» silicique.....	0 » 0605 (?)	0 » 0904 (?)
» phosphorique .	Traces.	Traces.
» borique......	Id. (?)	Id. (?)
» fluorhydrique .	Id.	Id.
Chlore...........	0 » 0243 (?)	0 » 0245
Iode	Traces.	Traces.
Potasse..........	0 » 0027	0 » 0030
Soude...........	0 » 0380	0 » 0590
Ammoniaque......	0 » 00014	0 » 00014

Lithine..............	0 » 0004	0 » 0005
Rubidium..........	Trac. presq. insens.	Trac. presq. insens.
Chaux............	0 » 7305	0 » 7881
Strontiane........		
Magnésie	0 » 0720	0 » 0736 ·
Alumine..........	Assez abondants.	Assez abondants.
Chrome		
Fer (sesquioxyde)..	0 » 0025	0 » 0031
Manganèse........	Quantité pondérable.	Quantité pondérable.
Nickel............	Traces.	Traces.
Cobalt............	Traces.	Traces.
Cuivre (bioxyde)...	0 » 0001	0 » 0001
Bismuth...........	Traces.	Traces.
Plomb.............	Traces pondérables.	Traces pondérables.
Cadmium	Id.	Id.
Tellure...........	Traces ?	Traces. (?)
Antimoine	Traces.	Traces.
Arsenic...........	Traces pondérables.	Traces pondérables.
Matières organiques.	0 » 0950	0 » 0950
	2 gr. 37564	2 gr. 58644

On remarquera que cette analyse ne repré-
sente pas les sels dans leur combinaison présumée naturelle (sulfate de chaux, par exemple),
mais dans leurs éléments constitutifs (acide
sulfurique et chaux).

Les motifs invoqués par la nouvelle école,
sont que l'existence de certains sels présumés
comme une combinaison naturelle dans les
eaux minérales, est sujette à contestation.

Cependant, pour ne pas trop dérouter les

médecins habitués aux méthodes précédentes ,
un chimiste de Paris a cru pouvoir donner, des
analyses ci-dessus faites par M. le docteur
Garrigou, le tableau interprétatif suivant :

Source Bacque.

Sulfate de potasse...............	0.0054
— de soude...................	0.0085
— de lithine................	0.0015
— de rubidium.............	traces
— d'ammoniaque	0.0004
— de chaux et de strontiane..	1.7741
— de magnésie..............	0.2160
— de protoxide de fer	0.0048
Acide sulfurique combiné à l'alumine et au chrome.........	0.0111
Acide carbonique...............	0.1982
— silicique	0.0605 (?)
— phosphorique.............	traces
— borique.................	id.
— fluorhydrique.............	id.
Chlorures......................	id.
Iodures........................	id.
Sels de nickel	traces
— de cobalt.................	traces pondérables.
— de manganèse.............	id.
— de cuivre	0.0001
— de bismuth	traces
— de plomb	id.
Combinaisons de tellure.........	id.
— d'arsenic.............	id.
Matières organiques..............	0.0950
	2.3756

Source Darmagnac.

Sulfate de potasse................	0.0060
— de soude................	0.0841
— de lithine	0.0018
— de rubidium................	traces
— d'ammoniaque	0.0004
— de magnésie................	0.2288
— de chaux et de strontiane..	1.9140
— d'alumine et de chrome	assez abondants.
— de fer................	0.0059
Acide carbonique libre..........	0.1166
— silicique	0.0940 (?)
— phosphorique............	traces
— borique................	id.
— fluorhydrique	id.
Chlorure de sodium	0.0410
Chlore, d'autres chlorures	0.0012
Iodure........................	traces
Sels de nickel................	traces
— de cobalt................	traces pondérables.
— de manganèse	id.
— cuivre (bioxyde)..........	0.0001
— de bismuth..............	traces
— de plomb..............	id.
Composés de tellure............	id.
— d'arsenic................	id.
Matières organiques............	0.0950
	2.5809

La différence entre le total consigné dans ce tableau et celui du tableau correspondant fourni par M. Garrigou , tient à ce que le

sodium du chlorure de sodium a été dosé à
l'état d'oxyde. Le total du premier tableau
dépasse, en conséquence, celui du second du
poids de l'oxygène combiné avec le sodium
du chlorure.

Nous avons appris que M. le docteur Garrigou
poursuit encore ses travaux d'analyse sur les
sources minérales d'Aulus.

M. Ossian Henry ayant rangé l'eau d'Aulus au
nombre des eaux sélénito-magnésiennes, à côté
de celles d'Audinac, de Bagnères-de-Bigorre,
de Sermaize, etc., nous croyons devoir indiquer
ici la composition de quelques-unes de ces
sources, simplement pour satisfaire quelques
personnes curieuses de faire des comparaisons,
et sans avoir la prétention d'en tirer aucune
induction thérapeutique.

Sources d'Audinac, analysées en 1849 par M. Filhol.

	Source des Bains. Litres.	Source Louise. Litres.
Acide carbonique	0 gr. 0363	0 gr. 071
Carbonate de chaux.....	0 gr. 200	0 gr. 150
— de magnésie..	0 » 010	0 » 004
Oxyde de fer...........	0 » 003	0 » 007
— de manganèse	0 » 008	0 » 005
Crénate de fer	Traces.	0 » 008
Sulfure de calcium......	Traces.	»
Sulfate de chaux	1 » 117	0 » 935

Sulfate de magnésie	0 » 496	0 » 464
Chlorure de magnésium..	0 » 008	0 » 016
Iodure de magnésium ...	Traces.	Traces.
Silicates de soude et de po-		
tasse.................	0 » 020	0 » 012
Alumine...............	Traces.	Traces.
Matières organiques	0 » 062	0 » 058
	1 » 904	1 » 659

Source de Bagnères-de-Bigorre, analysée par O. Henry.

	Source Brahaubant.	Source Rousse.
Acide carbonique libre ..	Petite quantité.	1/4 du volume environ
Bicarbonate de chaux....	gr. »	0 gr. 008
— de magnésie..	0 » 0190	0 » 003
— de soude	»	Traces.
— de protoxyde de fer ....{		
Crénate et apocrénate defer{	0 » 0200	0 » 027
Chlorure de sodium.....	»	0 » 015
Sel de potasse	0 » 0375	»
Sulfate de soude et de chaux	»	0 » 037
Acide silicique.........}		
Alumine ....}	0 » 0200	0 » 002
Matières organiques	Traces.	Traces.
Principe arsenical dans le dépôt de la source	Indices.	Non cherché.
	0 » 0965	0 » 092

Sermaize (Marne), analyse de O. Henry.

Azote avec traces d'oxygène.......	indét.
Acide carbonique libre...........	à peine.
Bicarbonate de chaux	0.570

Bicarbonate de magnésie..........	0.040
— de strontiane	Traces.
— de soude............	0.020
Sulfate de magnésie	0.680
— de soude................	} 0.120
— de chaux................	
Chlorures de calcium............	{ 0.040
— de magnésium	
Iodure alcalin ou terreux..........	sensible.
Silicate d'alumine	{ 0,050
— de chaux	
Oxyde de fer crénaté	0.013
Manganèse	fort sensible
Sel de potasse...................	indice.
Matière organique des traces.......	indéterm.
	1.533

On voit, d'après les tableaux précédents, que les analyses de M. le docteur Garrigou accusent, dans les eaux d'Aulus, un assez bon nombre de substances métalliques que d'autres chimistes n'avaient rencontrées ni dans ces eaux, ni dans d'autres eaux similaires. Pour être juste, il faut remarquer qu'il a surtout obtenu ces résultats au moyen de l'analyse spectrale , c'est-à-dire en soumettant la matière minérale à des rayons lumineux qui colorent diversement chaque substance.

Nous ignorons ce qu'indiquera le même procédé pour les sources analogues , mais nous devons faire remarquer que certaines sources, d'ailleurs plus chargées de sels, ne produisent pas l'effet purgatif des eaux d'Aulus, par exemple, et que d'autres sources, d'une minéralisation en apparence insignifiante, ne laissent pas d'avoir des propriétés thérapeutiques incontestables. L'eau de Plombières, par exemple, ne contient, d'après Vauquelin et Ossian Henry, qu'environ 0,5 de substances minéralisatrices ; celles d'Aix, en Provence, n'en contiennent même pas 0,3.

Il est donc bien difficile d'établir un rapport constant et nécessaire entre l'analyse chimique des eaux et leurs effets curateurs.

« C'est un phénomène bien remarquable, dit Hufeland, que ces eaux minérales qui ne contiennent presque rien, produisent, néanmoins, sur l'organisme, les effets les plus miraculeux. »

Toutefois, il ne faut pas oublier que les réactifs n'agissent pas sur l'organisme vivant exclusivement par leur masse, mais surtout par leur solubilité. L'organisme ne s'empare pas aussi facilement des molécules qui constituent un corps ferme et fixe que de celles qui sont en instance de se désagréger, de se décomposer, de se dissoudre. La fermentation, la coction, la digestion, en dissolvant et ébranlant la masse, rendent ses molécules à une sorte de liberté qui favorise leur entrée dans des combinaisons nouvelles.

C'est cet état de solution plus ou moins parfaite que semblent posséder les eaux minérales ; les principes y existent délayés, dissous et, comme nous l'avons déjà dit, à l'état naissant, et dès lors, susceptibles d'être mieux absorbés.

Dans ces circonstances, il nous semble que l'absorption des sulfates, des chlorures, des carbonates, de la chaux, de la soude, du fer, de l'iode, de l'arsenic (1) même à doses minimes, ne saurait être indifférente ; la plupart de ces substances, jouant un rôle notable dans l'économie de l'organisme sain, peuvent avoir encore, en certains cas, plus d'action sur le corps malade.

Mais c'est assez sur ces généralités chimiques ; parlons des propriétés physiques et physiologiques de l'eau d'Aulus.

---

(1) Nous conservons une sous-coupe constellée de taches d'arsenic extrait de l'eau d'Aulus, par M. Filhol.

XIII

En 1847, M. Pinaud, professeur à la Faculté des sciences de Toulouse, constata que la température de la source Darmagnac (seule alors exploitée), était de 20° au-dessus de zéro, l'air extérieur étant à + 11° 5. — Depuis cette époque, nous avons reconnu que la température de cette source, prise aux robinets de la buvette, était de 19° plus ou moins bien couverts, selon la précision du thermomètre employé ; et que les deux autres sources, Bacque et Trois-Césars, n'en différaient pas d'une manière appréciable. Au cœur de l'hiver, quand l'air environnant est descendu de plusieurs degrés au-dessous de zéro, et que la rivière, presque épaissie par le froid , est devenue sombre et a peine à couler au travers des glaçons, l'eau thermale conserve la même température qu'en été. Mais alors, comme cette température diffère considérablement de celle de l'air extérieur, la source thermale est fumante ; elle paraît très-chaude et il semble qu'on s'y baignerait volontiers.

En été, au contraire, par un temps sec et chaud, quand l'air extérieur est, par exemple, au-dessus, de 30 degrés et que la rivière et les cours d'eau superficiels, échauffés par un soleil caniculaire , montent jusqu'à 24 degrés, l'eau thermale paraît fraîche.

Les autres sources ferrugineuses qui avoisinent le groupe Darmagnac, conservent également, tant en hiver qu'en été, le degré de température qui est propre à chacune, et qui descend à 14°, 13°, 12° et 11° à mesure qu'on s'éloigne de la source Darmagnac. La fontaine de *Gouttos-Roujos* , placée très-haut sur la montagne, n'a même en été que + 7° centigrades , parce qu'elle est, ou plus éloignée du foyer central, ou trop rapprochée des lacs et des glaciers supérieurs, qui y mêlent leurs eaux froides.

Quant aux autres fontaines non minérales du vallon, celles qui conservent une température constante (5°, 6°, 7° ou 8°) et qui paraissent glacées en été, semblent tièdes en hiver, lorsque la rivière est à + 1°. Aussi ces fontaines ont alors de nombreuses clientes pour le lavage du linge et les besoins domestiques.

Quant à l'eau minérale, au contraire, elle est peu propre au lavage du linge ; elle grumelle le savon, qui s'y dissout mal. De plus, elle a l'inconvénient de teindre d'une couleur jaune-rouille de plus en plus foncée, le linge qui y a été longtemps immergé. Aussi, quelque soin qu'on se donne, le linge qui sert aux bains a-t-il toujours un aspect terne et mal propre. Il en est de même des verres et des carafes ; ils s'encrassent d'un enduit graisseux qui ne tarde pas à les jaunir. Le sol même, qui est longtemps imprégné d'eau minérale, prend une teinte d'abord jaune, puis de plus en plus brune, jusqu'à noircir tout à fait, comme on le voit par les terres sous-jacentes.

Lorsque la source thermale, encore mal captée, sourdait librement du sol, on voyait à tout moment se dégager de la vase de grosses bulles de gaz (acide carbonique) qui redoublaient quand on touchait le fond avec le bout d'une perche. Aujourd'hui que l'eau est plus strictement captée, il est probable que le gaz emprisonné demeure répandu dans toute l'eau

8

minérale. En frappant sur les parois du verre on voit se former une multitude de toutes petites bulles qui montent à la surface. Il est à supposer que ce gaz, contenu dans l'eau, contribue à la rendre plus légère à l'estomac et plus facile à digérer.

Sous le rapport de son poids physique absolu, elle est plus douce que l'eau distillée puisqu'elle pèse 1,0027. Elle doit cet excédant de poids aux métaux, sels ou terres qu'elle tient en solution. Ces matières, quand on chauffe l'eau pour les bains, se déposent en partie au fond de la chaudière, qui s'incruste à la longue de couches très-dures, grises, jaunes, noirâtres, selon les circonstances qui ont accompagné leur formation.

En hiver, quand une bouteille s'est cassée, et que l'eau s'est dissipée par congélation ou par évaporation, il reste souvent au fond du verre un résidu blanchâtre pulvérulent.

Au tact, cette eau est légèrement onctueuse ; et après le bain la peau se trouve un peu comme savonnée. Les baignoires elles-mêmes ont une sorte d'enduit visqueux et gluant dont il est difficile de les débarrasser et qui préoccupent quelques personnes au point de vue de la propreté, d'autant plus que ces baignoires, de quelque matière qu'elles soient faites, ne tardent pas à se teindre de la couleur roussâtre que nous avons signalée ; mais cette viscosité et cette teinte spéciale sont un effet naturel du dépôt thermal.

L'eau d'Aulus n'a pas d'odeur ; cependant, quand le bassin où elle séjourne est demeuré longtemps fermé, on sent une sorte d'émanation sulfureuse provenant apparemment de la décomposition de quelques-uns de ses principes. On la perçoit plus particulièrement aux approches d'un orage, avant même qu'il ait éclaté, comme si un travail électrique ou magnétique s'opérait dans l'intérieur de la terre, combiné avec celui qui se prépare dans l'air, et activait la décomposition des masses liquides souterraines.

Alors aussi il y a quelque chose de plus accentué dans la saveur de l'eau minérale. Cette saveur est assez difficile à caractériser ; elle est légèrement amère et métallique, mais elle n'a rien de désagréable. Il y a peu de personnes qui répugnent à la boire, à moins qu'elles n'aient naturellement de l'aversion pour toute eau quelconque.

Autrefois, quand le canal de fuite de la source, tout à découvert, était exposé à l'air

et à la lumière, on y voyait de longues traî-
nées d'une espèce de filasse verte (algues), for-
mant dans l'eau un lit abondant de végétation ,
signe de l'activité de ses éléments organisa-
teurs. Là aussi pullulaient une multitude de
batraciens et autres amphibies, dont les germes
çà et là disséminés . ne demandent , pour se
produire, qu'un milieu propice.

Aujourd'hui l'eau qui découle des fontaines
est amenée à la rivière par un conduit souterrain en terre cuite. Il sera quelque jour
intéressant d'examiner la nature des dépôts qui
s'y formeront spontanément.

Avant le dernier captage des eaux, les tuyaux,
les parois et le fond du bassin qui les contenait,
étaient richement chargés de la matière glai-
reuse et rouillée dont nous avons parlé. Certains malades cherchaient à utiliser cette matière,
soit en la buvant avec l'eau minérale , soit
en l'appliquant sur les ulcères. Nous ne vou-
lons pas déprécier cette pratique , mais nous
avouons n'avoir jamais constaté des résultats
assez constants pour la recommander d'une
manière spéciale. C'est plutôt par une modification générale et d'ensemble qu'agit le liquide
thermal.

On demande, quelquefois, si l'eau minérale,

renfermée dans des bouteilles, et exportée au loin, ne s'altère pas et si elle conserve long-temps ses propriétés.

Il est certain que des bouteilles d'eau d'Aulus, déposées dans une cave, ont encore, un an après, conservé leurs propriétés purgatives et leur goût ordinaire, comme si on venait de les puiser récemment. Les eaux d'Aulus m'ont sauvé, je leur dois la vie, nous écrivait un malade dont nous avons la lettre sous les yeux, et qui, n'ayant pu se déplacer, les avait prises chez lui.

Mais quelquefois, sous des causes dont on ne peut toujours se rendre compte, dans le même envoi de bouteilles puisées à la source, certaines d'entre elles s'altèrent vite ; elles con-tractent cette odeur et ce goût d'hydrogène sulfuré qui provient de la décomposition des sulfates. Le contact de la matière organique de certains bouchons, le tannin qu'ils peuvent contenir, qui sait, même ? la qualité du verre, peuvent agir sur les matières délicates que tient l'eau en dissolution ; le mouvement, le chan-gement de température, peut y opérer des mo-difications. Il vaut toujours mieux boire l'eau thermale à sa source, telle que l'offre la nature avec sa chaleur propre, son électricité spéciale

et tous ses éléments, le soufre, le fer, l'iode,
etc., mêlés à l'acide carbonique, l'eau de chaux,
de soude, de magnésie, leur servant de véhicule, etc.

Mais admettons qu'on l'ait chez soi telle
qu'elle sort du robinet de la buvette, peut-on
croire qu'il soit indifférent de venir la prendre
à la source ou de la boire dans son cabinet
au milieu de son travail journalier et de ses
préoccupations à côté de ses livres et de ses
registres ? *Age quod agis*, disait un ancien ;
c'est-à-dire, sois tout à l'œuvre que tu fais.
Quand on soigne une maladie sérieuse, il faut
s'en occuper uniquement et y faire tout concourir.
Or, qui ne sait que nos fonctions les plus naturelles sont troublées par toute préoccupation
un peu vive qui nous surprend. Il faut donc,
autant que possible, quand on veut se traiter
par les eaux minérales, se soustraire au système
de vie et d'occupations qui souvent les engendrent et les entretiennent, et aller aux sources
même chercher la guérison et la santé.

Ecoutons, sur ce sujet, le docteur Herpin
(de Metz), que nous avons eu le plaisir de voir
à Aulus il y a quelques années. (Voir son
ouvrage intitulé : *Etudes médicales, scientifiques
et statistiques sur les principales sources d'eaux*

minérales de France, d'Angleterre et d'Allemagne.
— Paris, 1855, pages 336-340.)

« Examinons, dit-il, ce qui a lieu chez les
malades qui se rendent aux sources naturelles
pour y prendre les eaux.

« Et d'abord le malade se trouve transporté
tout à coup dans une région élevée, aérienne,
à 200, 500 et même 1,000 mètres d'élévation
au-dessus de Paris ; au milieu de jardins garnis
de fleurs et de fruits, des prairies, des champs
cultivés, dans un site agréable et pittoresque,
souvent entouré de forêts, d'arbres résineux,
de pins, de sapins, dont les émanations bal-
samiques sont extrêmement favorables dans les
affections des organes respiratoires.

« Non-seulement on respire ici un air pur
et salubre, mais, en raison de l'élévation du
sol, les fonctions de la respiration et de la
circulation s'accomplissent avec plus de force
et d'énergie, l'oxygénation du sang devient plus
facile et plus complète.

« Aux eaux , l'on s'occupe sérieusement et
presque uniquement du soin de sa santé, parce
que l'on y est venu tout exprès pour cela.

« Les domestiques , les employés des établissements balnéaires sont habitués à soigner
les malades ; ils sont, en général, complaisants
et attentionnés.

« On boit les eaux parce que l'on doit boire, parce que c'est la règle, parce que l'on vient pour cela ; on boit comme tout le monde , et l'on finit par boire une grande quantité d'eau, presque sans s'en apercevoir, parce qu'elle est souvent agréable, appétissante ; et quand bien même elle aurait un goût un peu repoussant au premier abord, on s'y habitue facilement et l'on s'y fait bientôt. Du reste, les malades s'excitent et s'encouragent mutuellement ; ils sont même les premiers à s'égayer et à rire aux dépens des nouveaux venus qui font la grimace.

« Aux bains, le temps est calculé, les heures sont distribuées de manière à ce que le malade ait toujours une petite occupation, une obligation de santé à remplir ; enfin, qu'il ne trouve pas le temps de s'ennuyer.

« Dès les cinq ou six heures du matin, tout le monde est levé ; on se presse aux abords des sources, le verre à la main.

« J'ai rencontré, à cette heure inusitée, inconnue à Paris, plus d'une petite maîtresse , en toilette irréprochable du matin, qui , dans la capitale, ne pouvait quitter son lit avant dix heures sans avoir une migraine affreuse ; et ces dames se trouvaient à merveille de ce régime, bien qu'elles fissent de même tous les jours.

« Après avoir bu son premier verre d'eau minérale, on fait une courte promenade, dans les environs des sources, dans les jardins, les bosquets, aux accents d'une musique, ordinairement bonne , qui calme , distrait et dispose l'âme d'une manière agréable.

« On prend, de la même manière, le second verre et les suivants.

« Deux heures se passent ainsi, dans l'intervalle desquelles on a bu quatre ou six verres d'eau et parcouru, sans s'en apercevoir et en se promenant très-doucement, plusieurs kilomètres de chemin.

« On rentre chez soi ; on prend un déjeuner léger et l'on se dispose pour aller au bain.

« Après le bain, s'il est nécessaire d'exciter la transpiration ou de se reposer, on se met au lit pendant une demi-heure.

« Après le déjeûner, chacun prend quelques instants de repos ; on fait la conversation ; les dames se préparent à faire une excursion plus ou moins lointaine, dans les montagnes, dans les forêts, les lieux remarquables ou pittoresques des environs, etc. On visite les curiosités naturelles du pays, les monuments célèbres, les ruines, etc. Ces excursions se font ordinairement en voiture , à cheval et même sur des ânes qui viennent stationner aux portes des hôtels et se mettre à la disposition des baigneurs.

« Aux bains, dans ceux d'Allemagne surtout, l'art et la nature rivalisent ensemble pour augmenter le charme naturel et la beauté des sites, pour procurer le plus de bien-être possible aux malades.

« Les sources sont entourées de jardins, de bosquets bien entretenus ; des siéges, des bancs, des reposoirs, des cabinets d'aisance sont disposés partout dans les promenades et le long des chemins. On a pratiqué, dans les flancs des montagnes, dans l'épaisseur des forêts, dans les prairies et les jardins qui entourent les villes où existent les sources minérales, des chemins sablés et en pente douce, où les promeneurs sont à l'abri des rayons ardents du soleil, sans être exposés à l'humidité.

« Au retour de la promenade, une heure est accordée à la toilette.

« On dîne, en général, avec bon appétit, parce que l'on a pris un exercice actif, parce que l'on a besoin de se restaurer, de réparer les pertes que la transpiration et la dépense des forces musculaires par l'exercice ont occasionnées ; parce que les bains et les boissons aqueuses, dont on fait usage en abondance, affaiblissent toujours un peu le corps.

« Aux eaux , la table est , en général , bien servie ; il y a variété, abondance ; nous dirons même que souvent, on y fait trop bonne chère ; qu'on y mange trop et beaucoup plus qu'il ne convient à des malades ; du reste, les mets indigestes, épicés ou incompatibles avec les eaux sont généralement proscrits.

« Après le dîner , réunion dans les salons publics de conversation ; musique , bal, jeux, causeries, etc.

« Enfin , on se retire et l'on se couche de bonne heure parce qu'il faut se lever le lendemain de grand matin.

« Voilà, certes, une journée bien remplie , bien occupée ; toutes le sont à peu près de même, si bien qu'on n'a pas le temps de s'ennuyer , ni même de s'occuper de ses propres affaires ; on finirait presque par les oublier , de même que les chagrins, etc.

« La société des eaux est, généralement, bien composée ; on y trouve, ordinairement, des personnes appartenant aux classes élevées ou du moins aisées ; les rangs ne sont point confondus, mais l'étiquette est moins rigoureuse ; il y a moins de recherche, plus de laisser-aller, mais cependant toujours de bon ton.

« Chacun se trouvant isolé , séparé de sa

famille et de ses affections , éprouve un vide qu'il sent le besoin de remplir ; on devient plus sociable, et l'on fait bientôt connaissance avec les personnes pour lesquelles on éprouve de la sympathie. Souvent, ces liaisons se continuent après le départ des eaux et donnent naissance à des amitiés durables, lorsqu'elles sont fondées sur des sentiments d'une estime réciproque.

« Le régime que l'on suit aux eaux, le genre de vie que l'on y mène , les distractions , le calme moral que l'on y trouve, réagissent bientôt d'une manière heureuse sur l'ensemble de l'organisme.

« L'exercice quotidien, en donnant de la force aux fibres musculaires, diminue la prédominance et la susceptibilité nerveuses, accroît l'appétit et favorise la digestion. La transpiration abondante, qui en est la suite, facilite l'émission du carbone en excès dans l'économie, ainsi que des acides uriques , phosphatiques , etc. , qui surabondent dans certaines maladies, telles que la goutte , le rhumatisme , etc. L'alimentation saine et abondante restaure l'individu, tandis que l'eau ingérée et absorbée lave , délaye , dissout et entraîne, par les excrétions et la transpiration, les principes morbides , viciés, qui se trouvent répandus dans l'économie.

« Nous concluons, de tout ce qui précéde que, pour retirer du profit de l'usage des eaux minérales , il est indispensable d'aller les prendre aux sources naturelles , et que l'on ne doit pas, raisonnablement, en espérer de grands avantages lorsqu'on les prend chez soi , surtout si l'on habite une grande ville. »

A cet exposé , sur les avantages du séjour des malades près des sources minérales, il faut ajouter qu'il devient absolument nécessaire , lorsqu'à l'eau en boisson on doit associer l'usage des bains.

XIV

Quelles sont les propriétés physiologiques des eaux d'Aulus ?

Une des plus précieuses est son action purgative. Elle s'exerce ordinairement à une dose qui varie de quatre à huit verres d'eau , pris à la distance de dix minutes à un quart d'heure d'intervalle l'un de l'autre. Quelquefois il suffit d'un à deux verres pour purger ; d'autres fois, on ne l'est même pas à dix ou douze verres, l'eau minérale prenant une autre direction. Le tempérament sec ou humide du sujet, l'habitude d'avoir recours aux purgatifs, les aliments qu'il a récemment ingérés, une indisposition passagère, sont autant de circonstances qui peuvent faire varier l'aptitude à la purgation.

L'effet se produit le plus souvent doucement et sans secousses. Quelquefois, les matières ayant de la peine à se détacher, déterminent quelques tranchées légères qui passent avec les prémières évacuations. Celles-ci sont d'abord assez souvent noires et poisseuses, surtout chez les sujets naturellement bilieux et constipés. Elles prennent plus tard une couleur moins foncée, et finissent par devenir tout à fait liquides.

Après la purgation, les sujets n'éprouvent pas ce dégoût et cette fatigue de l'estomac qui accompagnent souvent les purgatifs ordinaires; ils ressentent, au contraire, un grand désir d'aliments pour remplacer le vide qui s'est opéré et lester de nouveau les intestins. L'appétit est donc puissamment surexcité, et se soutient habituellement pendant tout le séjour aux eaux, à moins d'écarts de régime.

Il y a des personnes qui supposent que l'eau d'Aulus ne purge que par la quantité qu'on en boit, et que de l'eau commune, prise à la même dose, produirait le même effet. Il est possible que quelques verres d'eau fraîche, de puits ou de rivière, bus dans certains cas, déterminent une purgation ; nous avons connu des personnes qui ont des selles fréquentes chaque fois qu'elles prennent tel ou tel autre aliment ou boisson, une, entre autres, était purgée chaque fois qu'elle mangeait du bœuf. Mais, d'autre part, il y a des eaux minérales dont on boit la même quantité que de celle d'Aulus, et qui pourtant ne purgent pas du tout, soit que cette eau passe par les urines ou par les sueurs ou qu'elle demeure dans les organes. On ne pourrait pas, d'ailleurs, ingérer de l'eau commune en aussi grande quantité, sans s'exposer à la plus formidable indigestion. Certaines eaux, plus sulfatées même que celles d'Aulus, sont lourdes à l'estomac quoique thermales ; elles excitent les vomissements, et ne purgent pas ; d'autres purgent, mais en fatiguant les voies digestives et en provoquant des diarrhées interminables. L'eau d'Aulus, au contraire, guérit certaines diarrhées chroniques et régularise les fonctions intestinales. Il faut donc admettre qu'il y a dans cette eau une propriété purgative ou du moins laxative particulière, dont l'organisme s'accommode bien, qu'elle doit à une heureuse combinaison de ses éléments, et que n'ont pas d'autres eaux prises à la même dose.

Remarquons ici combien cette purgation douce,

et, pour ainsi dire, à grand lavage, est (à moins d'une indication pressante) bien préférable à celles que produisent d'autres eaux plus chargées de sels. Ainsi, certaines sources allemandes sont incomparablement plus actives.

L'eau de Pullna (Bohême) contient (d'après Barruel), pour un kilogramme d'eau, 62 grammes de matières fixes, dont 56 grammes de sulfates. (La source analysée par Struve n'en indique que la moitié).

L'eau de Friedrichshall (Saxe) (d'après Hielriq) contient 25 grammes de matières fixes, dont 23 de sulfates et chlorures.

L'eau de Sedlitz (d'après Bouillon-Lagrange) contient 33 grammes de matières fixes, dont 32 environ de sulfate de magnésie.

Ces eaux se rapprochent donc beaucoup des préparations pharmaceutiques. Elles sont un peu brutales et ont l'inconvénient d'irriter souvent l'estomac ou les intestins ; on ne peut longtemps en continuer l'usage, et elles laissent ordinairement, après la purgation, le sujet plus constipé qu'auparavant ; car la nature, accoutumée à ne céder qu'à des excitants actifs, devient de moins en moins sensible à la stimulation que peuvent produire les résidus alimentaires. Le malade donc retourne souvent à un état pire que le premier.

9

Lorsque, au contraire, on est purgé doucement, plusieurs jours de suite, avec des sels laxatifs noyés dans un véhicule approprié, qui ne fatigue pas les organes digestifs, on peut se permettre une alimentation copieuse et succulente ; la nature s'accoutume à passer régulièrement de la chylification et de l'absorption des sucs nutritifs utiles à l'expulsion des résidus non absorbables ; et longtemps après qu'on a cessé l'usage des eaux, les fonctions continuent de s'opérer normalement et sans constipation.

Si, plus tard, celle-ci se reproduit, c'est que les sujets ont repris le premier régime de vie qui avait rendu leur intestin paresseux.

C'est donc, à tous égards, une eau précieuse que celle qui provoque des purgations douces, sans dégoût et sans irritations intestinales.

Si l'on ne veut pas obtenir des purgations décidées, mais seulement un effet laxatif hygiénique, il suffit de prendre quelques verres d'eau, soit à jeun, soit pendant les repas.

D'autre part, comme il y a des estomacs qui ne tolèrent pas une grande quantité d'eau, on peut se purger avec quelques verres d'eau d'Aulus en aiguisant légèrement celle-ci avec un peu de sel de soude ou de magnésie. On peut aussi essayer de prendre un peu de lait cru avant l'eau minérale ; ce qui, chez quelques personnes , la rend plus active et détermine la purgation. Par ces divers moyens, il est aisé de graduer les effets selon le but qu'on se propose d'obtenir.

Il y a des sujets qui se figurent que si l'eau minérale est bonne, on n'en saurait trop boire ; et, pour mieux employer leur temps , ils en ingèrent des quantités énormes, jusqu'à 20, 30 et même 40 verres dans une matinée. Il convient de rappeler ces buveurs intrépides à un peu plus de modération. A la vérité, nous n'avons jamais constaté d'accident grave survenu pour avoir porté trop loin l'excès de cette boisson ; mais il est au moins inutile de dépasser le but et de charger l'estomac d'une masse de liquide telle que la capacité de ce viscère n'y suffit plus et qu'il survient des vomissements. Pour que l'eau soit agréée par l'estomac, il faut ne prendre le verre suivant que lorsque le précédent ne pèse pas ; on ne doit pas boire jusqu'à la nausée.

Et même si le traitement doit être un peu long, il est bon de suspendre ou de diminuer parfois la dose d'eau habituelle, afin de ne pas excéder la nature et de la laisser reprendre haleine.

Nous avons sous les yeux l'ouvrage du docteur Souquet, originaire de notre canton, qui pratiquait aux eaux minérales de Boulogne-sur-Mer. Il conseille de commencer le traitement par un verre d'eau et d'augmenter la dose d'un verre chaque jour, jusqu'à dix ou même quinze, et le diminuer ensuite progressivement, en finissant par un verre, comme on avait commencé. Ce système est très-méthodique et ménage bien les transitions ; mais il nous paraît un peu trop mathématiquement compassé ; beaucoup de malades croiraient perdre leur temps s'ils ne prenaient, par jour, qu'un, deux, ou trois verres d'eau ; il leur faut un résultat plus marqué et plus immédiat.

On comprend que sur tous ces sujets on ne peut donner que des règles générales et qu'on doit doser la quantité d'eau à prendre, soit d'après le but évacuant ou altérant qu'on se propose d'obtenir, soit d'après l'irritabilité des voies digestives et la nature de la maladie à traiter, soit d'après la gravité de la lésion présumée, etc. Il y a des sujets qui, d'emblée, peuvent boire un ou deux litres d'eau, tandis que d'autres doivent procéder en tâtonnant et commencer par un demi-verre, encore même additionné de quelque correctif mucilagineux.

Nous devons ici signaler un effet qui suit, quelquefois, l'ingestion de l'eau d'Aulus : c'est une sorte de trouble momentané dans la tête et comme un léger enivrement passager. Cet accident doit être attribué moins à une action directe des eaux, sur l'organe cérébral, qu'à une relation sympathique de ce viscère avec les mouvements qui se passent dans les organes abdominaux.

Une autre propriété de l'eau d'Aulus, c'est son action diurétique ; elle la possède à un haut degré ; c'est même là son effet le plus immédiat. A peine a-t-on bu quelques verres d'eau, qu'ils se font sentir dans la vessie et qu'on éprouve le besoin d'uriner. Ce résultat est tellement prompt, qu'on se demande s'il est possible que cette eau soit toute passée par le torrent circulatoire et s'il n'y a pas de l'estomac à la vessie une affusion plus directe. Mais de récents physiologistes semblent dissiper tous les doutes en affirmant, d'après certaines expériences, que la révolution circulatoire par les veines et les artères peut être accomplie en vingt-cinq à trente secondes.

Quoi qu'il en soit de cette explication, il est rare que ce grand lessivage, qui s'opère par les eaux d'Aulus, détermine la moindre irritation. Au contraire, des dysuries sont souvent calmées sous l'influence du liquide thermal qui détache des reins et expulse de la vessie les matières âcres, acides ou salines, et les entraîne avec lui au dehors. Cette action diurétique est un effet naturel, d'abord de l'eau en soi, et aussi des nombreux sels qu'elle contient, qui seraient purgatifs à haute dose et qui deviennent diurétiques à dose légère.

La sécrétion urinaire étant un des plus grands émonctoires de l'économie, l'eau d'Aulus, qui l'augmente si vivement, doit exercer une influence dépurative considérable. Elle est souvent tellement efficace qu'elle peut remplacer l'action purgative. Nous avons vu des malades, atteints d'ulcères graves et nombreux, guéris après un mois et demi de traitement, sans qu'ils aient été purgés une seule fois ; mais ils urinaient abondamment. Par cette voie sont éliminés divers principes qui vicient le sang , acides urique, rosacique et diverses autres substances qui sont probablement les éléments immédiats et matériels du rhumatisme , de la goutte, de la gravelle et de leurs concrétions salines et tophacées. Par les urines sont emportées aussi certaines matières muqueuses qui se déposent en forme de sédiments dans les crises de certaines maladies chroniques. C'est encore par cette voie qu'on peut faire vider les produits purulents, séreux, albumineux, qui constituent les grandes collections épanchées dans la plèvre, le péricarde, le péritoine, les membranes synoviales, le tissu cellulaire ; qu'on peut dissiper certains engorgements du foie, et jusqu'à un certain point amener la fonte et l'élimination de cette graisse épaissie qui surcharge les personnes obèses.

Dès lors, l'importance d'un agent qui presse et active l'action urinaire, et par là l'élimination de ces matières, ne saurait être contestée.

On sait que la plupart des diurétiques sont aussi emménagogues, en vertu des mouvements fluxionnaires qu'ils dirigent vers les organes inférieurs. Il ne faut donc pas s'étonner si les eaux d'Aulus, d'une part, poussent aux hémorrhoïdes, et, d'autre part, ramènent le flux menstruel, qui souvent est, par leur moyen, ou avancé ou régularisé. Il est vrai que ce second résultat trouve encore une autre explication dans l'existence du fer qu'indique le dépôt rouillé de cette eau.

La nature ne porte pas ses mouvements dans toutes les directions à la fois ; et, à moins de cas exceptionnels (comme une dissolution générale), la sueur et la diarrhée ne coïncident guère chez le même sujet ; l'un semble être en antagonisme avec l'autre, et la sécheresse de la peau caractérise d'ordinaire le relâchement du ventre.

L'eau d'Aulus , qui pousse beaucoup aux évacuations alvines et urinaires, porte bien moins à la sueur. Cependant on ne boit pas d'aussi grandes quantités d'eau sans que les pores cutanés n'en soient aussi abreuvés , et une sueur abondante ou du moins une bonne transpiration est souvent la conséquence de cette boisson ; elle est même telle dans les grosses chaleurs de l'été que l'eau minérale prend en grande partie cette voie, et qu'elle purge un peu moins, souvent au grand désappointement des buveurs.

Il y a même la sécrétion salivaire qui, quelquefois, en est sensiblement excitée ; phénomène que, dans certains cas d'affections constitutionnelles, on rapporte au réveil d'agents sialogues dont le sujet a été saturé.

En résumé, l'action des eaux d'Aulus s'exerce physiologiquement sur toutes les sécrétions dans l'ordre suivant : sécrétions urinaires et alvines, et, secondairement, sueur, salivation.

XV

D'après les propriétés physiologiques des eaux d'Aulus, on peut pressentir, en partie, leur action thérapeutique ; elles conviennent, en général, dans les cas où les purgatifs et les diurétiques sont indiqués.

Ces deux moyens d'évacuation étant les plus considérables de l'économie, l'art y a recours pour un grand nombre d'affections très-différentes ; on peut donc user des eaux d'Aulus pour des maladies chroniques très-diverses.

Nous n'en ferons pas l'énumération ; on ne manquerait pas de nous reprocher que nous tendons à faire de ces eaux une panacée banale, un remède qui suffit à tout.

Loin de prétendre qu'elles puissent être employées indifféremment contre toute sorte d'affections chroniques, nous dirons dans quels cas elles nous paraissent formellement contr'indiquées.

Mais nous devons convenir que la prétention de guérir ou de soulager des maladies chroniques de divers genres, est commune à la plupart des stations thermales. Et l'on conviendra que ce n'est pas sans fondement, si l'on a égard aux considérations suivantes :

1° En se transportant aux eaux minérales, les malades changent d'air, de régime et d'habitudes, ce qui, dans beaucoup de cas, exerce une influence salutaire.

2° Dans toutes les stations thermales, c'est toujours le même élément commun, l'eau en bains et en boisson, avec plus ou moins d'abondance, qui est l'agent thérapeutique principal.

3° Dans la plupart des sources minérales, on rencontre à peu près les mêmes éléments chimiques, ne différant guère que par les doses.

4° Des sources assez pauvres en principes minéralisateurs opèrent quelquefois des cures remarquables.

5° Est-ce au soufre, au chlore, à l'iode, à l'arsenic, etc., dont on trouve les traces, qu'on doit l'action curative ? Est-ce à l'assemblage même de ces éléments ? Est-ce à une influence électro-magnétique intime ? Nous l'ignorons absolument.

6° Souvent l'organisme répond par la même réaction salutaire à des stimulants ou des excitants de nature diverse et même opposée.

7° Presque toutes les sources thermales possèdent une action tonique et vivifiante qu'on ne sait trop à quel principe rattacher.

« Combien de fois, dit Lobstein, en voyant des guérisons inattendues s'opérer sous mes yeux, ne me suis-je pas demandé si quelque principe impondérable, analogue à celui dont je crois les nerfs pénétrés, ne résidait pas dans les eaux minérales, et ne leur prêtait pas des propriétés en quelque sorte vitales ! »

Il y a donc, dans les sources minérales les plus différentes par leur situation, par leur thermalité, par leur composition chimique, un ensemble de circonstances communes, qui les rendent toutes propres au rétablissement des santés les plus délabrées, et il ne faut pas trop s'étonner si, dans toutes, on constate des guérisons de tout genre. Les mêmes dyspepsies,

les mêmes dartres, les mêmes rhumatismes,
les mêmes névroses, etc., sont souvent traités
avec succès, soit aux eaux sulfureuses chaudes
qui 'sortent du granit des Pyrénées, soit aux
eaux sulfatées tièdes qui naissent des terrains
schisteux, gypseux ou calcaires, soit aux eaux
carbonatées qui émergent des bassins houillers
ou volcaniques de l'Auvergne, soit aux eaux
chlorurées qui sourdent des Alpes ; car partout
il y a des conditions de traitement fort analogues, quoiqu'elles ne soient point identiques.
Partout, outre les variations que l'homme de
l'art peut établir dans l'administration des eaux
pour en tirer le meilleur parti possible, il y
a cet inconnu vivifiant commun à toutes les
sources et qui suffit à en expliquer les bons
effets.

Est-ce à dire que toutes ces sources s'équi-
valent, et qu'il n'y a pas de propriétés thérapeutiques particulières, spéciales à chacune ?
La raison et l'expérience enseignent le contraire.

On sait que, dans la thérapeutique courante,
on fait un heureux emploi du chlore et de
l'iode contre les affections scrofuleuses et lymphatiques;

Que les carbonates alcalins neutralisent les
acides surabondants et anormaux;

Que les acides carbonique et peut-être chlorhydrique facilitent la digestion ;

Que le soufre et ses préparations dissipent certaines affections herpétiques et psoriques et produisent souvent sur la peau et les membranes muqueuses une excitation et une réaction salutaires ;

Que le fer peut rendre au sang sa force et sa plasticité ;

Que les phosphates doivent entrer pour quelque chose dans la régénération des os ;

Que la chaux, la soude, etc., jouent dans la constitution de certains de nos organes un rôle important, etc.

Pourquoi contester aux eaux sulfureuses, sulfatées, carbonatées, chlorurées, ferrugineuses, arsenicales, etc., une spécialité d'action ?

Il est donc naturel de penser que les eaux d'Aulus, outre leurs propriétés purgatives et diurétiques ou évacuantes, incontestables, doivent avoir une action altérante due aux particules de chlore, d'iode, de silice, d'alumine, de fer, de soude, etc., dont l'analyse y constate la présence, et qui, combinées dans un même liquide, ont une action dépurative particulière. Cette action, on ne peut la deviner *à priori*, mais on peut la déterminer par l'observation des résultats,

d'autant plus que les malades, usant de cette eau,
surtout en boisson, en absorbent des quantités
considérables.

Ce mode d'administration la fait pénétrer
dans les parties les plus intimes de nos organes ;
charriée avec le sang et la lymphe, elle va
baigner les plus petites cellules, et y exerce des
influences inconnues, sans doute, dans leur
mode précis d'action, comme le sont en gé-,
néral les vertus de la plupart des remèdes. Ce
qu'il y a de certain, c'est qu'en descendant
dans la vessie l'eau minérale, quelque abondante qu'on l'ait bue, et quelque rapide qu'ait
été son passage, n'y parvient que modifiée et
décomposée. Nous avons plusieurs fois essayé
de verser quelques gouttes de nitrate acide de
mercure dans l'urine de ceux qui venaient de
boire de grandes quantités d'eau ; jamais nous
n'y avons reproduit le précipité trouble de
couleur jaune-serin que l'on obtient instanta-
nément avec l'eau minérale avant son ingestion.
L'énergique réactif laisse à l'urine sa limpidité ;
mais il brûle et précipite au fond du vase,
en forme de grumeaux, des matières organiques
abondantes, entraînées vers les reins et la vessie
avec l'eau ingérée. On peut ainsi rendre visible
à tous les yeux l'élimination que peut opérer

l'eau minérale, puisque, limpide quand on la boit, elle se convertit en une sécrétion si chargée de détritus organiques.

Ce n'est pas seulement en boisson , c'est encore en bains et en douches qu'on administre l'eau d'Aulus.

Une digression sur ce mode d'emploi nous mènerait trop loin ; il nous faut traiter de la balnéation en général, qui, en tout temps, a occupé une si grande place dans la thérapeutique, et qui, aujourd'hui, a pris une nouvelle extension sous le nom d'hydrothérapie. Qui sait si un jour on n'utilisera pas dans ce sens, concurremment avec l'eau minérale, les fontaines d'eau commune si fraîches, qui abondent dans le vallon.

Pour le moment, nous dirons seulement que les eaux d'Aulus, au moins jusqu'à ce jour (car nous ne voudrions rien préjuger relativement à de nouvelles recherches de captage), ont besoin d'être chauffées pour être administrées en bains. Ceux-ci laissent la peau douce et onctueuse ; pris à une température convenable, loin d'énerver et d'affaiblir, ils augmentent les forces toniques et laissent un grand sentiment de bien-être.

Ces bains ont une action curative manifeste.

Nous en avons constaté les bons effets contre des exanthèmes chroniques de nature suspecte qui ont cédé à une balnéation prolongée et à peu près exclusive chez certaines personnes qui répugnaient à la boisson. Nous avons vu des malades, tourmentés par des douleurs ostéocopes qui leur rendaient surtout les nuits intolérables, éprouver un calme complet et presque subit dès les premiers bains.

Quelquefois, en agissant sur la peau et peut-être en raison de la sympathie de cet organe avec le système muqueux et glandulaire abdominal, les bains ont favorisé la détente purgative. Ainsi, sans être toujours d'une nécessité rigoureuse, ils sont au moins un puissant auxiliaire de la boisson.

En été, et par un temps chaud, nous recommandons volontiers de prendre le bain de bonne heure et avant la boisson. Il serait imprudent de se baigner quand on a l'estomac chargé d'un liquide purgatif. Mais la plupart estiment plus commode de prendre leur bain dans l'après-midi quand la digestion stomacale est terminée.

Quant à la pulvérisation de l'eau minérale, à son aspiration par le pharynx et le larynx, et aux ingestions du liquide minéral par diverses autres voies, nous espérons que des installations convenables ne tarderont pas à être établies.

On nous demande souvent quel est le mois le plus favorable pour se rendre aux eaux d'Aulus. Nous avons vu des cures remarquables s'y opérer en toute saison, même en hiver ; la boisson étant le principal moyen de médication, on peut boire en tout temps, dans sa chambre, auprès du feu, si les circonstances s'opposent à toute promenade ; dans son lit même, si on est forcé de le garder.

Pour le même motif, et puisqu'on n'est pas toujours obligé de se baigner, on peut commencer la saison thermale plus tôt qu'on ne le fait dans les établissements balnéaires de même altitude, et la terminer plus tard. On peut continuer le traitement thermal, même quand la neige couvre le sol. Il y a des malades qui, n'aimant pas à se mêler au grand public des baigneurs, ou bien contraints par leurs occupations, ou pressés par la maladie, n'hésitent pas à tenter une cure à Aulus dans la saison froide et déserte ? Il y a donc à cette station, presque tout l'hiver, quelques sujets malades.

Toutefois, ce n'est guère que vers le milieu du mois de mai que commence à s'ouvrir la vraie saison thermale. Le mois de juin est souvent

très-favorable ; mais c'est du 15 juillet au 15
septembre qu'il y a le plus de foule ; alors la
neige a presque partout disparu des hautes cimes,
et la température ardente, dans les basses plaines
qu'elle dessèche , fait désirer l'air plus frais
des montagnes. Vers la fin de septembre a
lieu le départ général des baigneurs. Le mois
d'octobre ne voit à Aulus que quelques retar-
dataires qui, quelquefois, prolongent leur séjour
jusqu'en novembre et jusqu'aux premiers froids
rigoureux. Mais il est impossible d'indiquer quel
serait le mois le plus favorisé par le beau temps ;
rien n'est plus incertain ; chacun des mois de l'année peut présenter une longue série, soit de beaux,
soit de mauvais jours ; décembre et janvier sont
même quelquefois peu rigoureux ; le vent d'autan,
qui se maintient souvent d'une manière continue,
y ménage des journées fort tempérées. Il faut
seulement se rappeler qu'à de certaines altitudes,
dans les Pyrénées, les variations atmosphériques
sont assez brusques, et qu'en prévision de ces
changements et de ces grands écarts, il est bon
de se pourvoir, à la fois, de vêtements et de
chaussures d'hiver et d'été.

XVI

Voici dans quel ordre nous croyons devoir disposer le compte-rendu de nos observations, en ayant égard au nombre proportionnel de cas, qui s'offrent à Aulus, pour chaque classe de maladies :

1° Vices des fonctions digestives ;

2° Maladies de la peau ou exanthémateuses ;

3° Affections syphilitiques. (Celles-ci ayant fait l'objet d'une publication spéciale, nous ne les citons ici que pour mémoire) ;

4° Chlorose, anémie ;

5° Gravelle, goutte et rhumatisme ;

6° Névroses, paralysies ; ·

7° Cas divers.

Plus de la moitié des personnes qui fréquentent les eaux d'Aulus, y viennent pour des vices des fonctions digestives. Ce n'est pas que toutes aient une maladie formelle ; la plupart n'ont que de simples incommodités, et, à voir leur teint frais et leur démarche ferme, on comprend que la maladie n'a pas porté chez elles de profondes atteintes.

Mais entre les graves et irréparables lésions de l'estomac, du foie et des intestins , et les indispositions légères comme un simple manque d'appétit , il y a des nuances infinies, et peut-être qu'aucun autre ordre de fonctions n'offre un champ plus vaste à la pathologie que celui des fonctions digestives.

C'est qu'elles sont la base sur laquelle reposent les autres fonctions, et qu'il y a peu de maladies qui n'aient pour premier effet de troubler la digestion. Un coup violent, une entorse, une fracture, une mauvaise nouvelle, quelquefois une bonne, la colère, la peur, la honte, l'enthousiasme, peuvent subitement enlever l'appétit. La morsure d'un serpent amène le vomissement et l'ictère ; la plupart des miasmes, des poisons, des venins, déterminent des déjections et autres désordres abdominaux : tant sont grandes les sympathies de tous les organes avec la fonction digestive.

Mais peut-être convient-il de dire succincte-
ment en quoi consiste cette fonction, pour que
les observations qui vont suivre soient mieux
comprises des personnes peu familières avec
les études physiologiques.

De même que les plantes tirent des sucs
nourriciers de la terre au moyen de leurs racines, de même l'homme et les animaux tirent
les leurs des aliments enfermés dans l'estomac
et les intestins ; ces organes jouent dans la
vie animale le même rôle que les racines chez
les végétaux. Ceux-ci, fixés au sol, pompent
sur place l'aliment qui les fait grandir ; l'homme
et les animaux destinés à changer de lien ,
doivent emporter dans leur ventre les matières
dont ils se nourrissent même en courant.

La digestion consiste à convertir ces aliments
en sucs propres à l'entretien et à la réparation
de nos organes ; c'est le premier acte de ce
qu'on appelle en général la nutrition (qui comprend de plus l'absorption , la circulation , la
respiration, l'assimilation et les sécrétions).

La digestion a son principal foyer dans la
région épigastrique située à peu près au centre
du corps. C'est là que sont agglomérés les grands
viscères qui travaillent de concert à cette fonction. L'estomac est au milieu ; le colon et les

intestins grêles en avant et en bas ; le pancréas
en arrière ; le foie, la rate et les reins sur les
côtés ; le diaphragme, muscle constamment en
jeu, les sépare, en haut , du poumon et du
cœur, agite constamment ces viscères et en
excite l'activité. Un tronc artériel commun
(trépied céliaque) apporte un sang abondant
aux principaux de ces viscères. En certains cas,
les pulsations de ce tronc sont très-prononcées
et deviennent très-sensibles sous la main de
l'explorateur. D'inombrables filets nerveux se
croisant en tout sens, relient entr'eux ces différents organes.

Diverses affections trouvent un grand reten-
tissement dans cette partie du corps ; le vulgaire y rapporte ce qu'il appelle mal au cœur,
sentiment de défaillance d'estomac. Van Helmont
y avait placé sa grande archée (principe de
vie ou d'innervation fondamental), tout comme
plus tard sous le nom de gastrite , et avec
une autre interprétation, Broussais a voulu y
rattacher la plupart des maladies. La sensibilité de cette région est considérable ; un coup
violent porté à l'épigastre peut donner la mort
sans qu'on trouve ensuite des lésions organiques
appréciables.

Les fonctions digestives sont comme le pivot

de la vie nutritive ou organique. C'est aux viscères gastriques que le corps épuisé réclame son aliment ; il en reçoit des forces non-seulement par la substance alibile qui lui en vient, mais par une simple espérance, par un avantgoût. Un cordial, un peu de vin, un peu d'aliment, dès que l'estomac en a goûté, rend quelquefois un homme à la vie, bien que rien ne soit encore digéré ni parvenu au reste du corps. Par contre, on comprend que certaines substances donnent la mort, dès qu'elles ont été introduites dans l'estomac.

C'est là aussi que siége la faim, puissant instinct, mobile quelquefois terrible, devant lequel se sont effacés celui même de l'amour maternel et toute humanité. On sait à quel excès d'égarement et de férocité elle peut conduire, et comment elle pousse l'homme aux plus rudes travaux. La nature a voulu, par un tourment physique, forcer l'homme à se procurer l'alimentation qui lui est nécessaire.

Chez les animaux, cet instinct est encore plus marqué. Presque toute leur veille est employée à manger ou à chercher de la nourriture ; c'est à peu près tout l'objet de leur vie. Voyez un loup dans sa cage, quand il va faire son repas ; comme il y aspire à travers les barreaux, comme tout son corps entre en convulsion, comme à chaque gorgée tout son ventre se rétracte et se porte au-devant du morceau qu'il engloutit ! comme il recherche ensuite avec avidité ce qui a pu lui échapper !

Il y a des hommes qui sont quelque peu loups ; et l'instinct de la table, comme tous ceux auxquels on cède trop, cause des maux sans nombre. Sire, vos plus grands ennemis sont vos cuisiniers, disait au grand Frédéric, presque mourant, le célèbre Zimmermann, témoin d'un repas de ce prince, qui se croyait sobre. Certains hygiénistes estiment que la cuisine tue plus d'hommes que la guerre.

On a voulu donner de la faim des explications physiques, chimiques et mécaniques, plus ou moins singulières, sur lesquelles nous ne nous arrêterons pas.

La soif, pendant de la faim, n'est ni moins pressante ni moins cruelle, avec cette différence que bien que les viscères intestinaux souffrent de la privation des liquides, c'est le gosier, c'est-à-dire l'extrémité supérieure du canal qui ressent plus particulièrement le tourment de la soif, en raison, sans doute, de la sécheresse déterminée par le passage de l'air.

Nous avons dit que la digestion convertit,

en sucs vivants, les aliments ingérés et qu'elle est la première partie de cette longue initiation que doit recevoir la matière alibile avant de devenir partie constituante de notre corps.

Comment s'opère-t-elle ? Les dents divisent grossièrement les aliments. La salive qui afflue des glandes logées dans les parois de la bouche est un fluide déjà très-vital qui dissout certaines substances et les imprègne d'une première vertu animale. Cette opération est importante ; les aliments mal mastiqués sont plus lourds, plus difficiles à convertir en pâte alimentaire ; ils excitent des aigreurs, des flatuosités et prédisposent l'estomac aux maladies chroniques. La saveur fait juger de la bonne ou mauvaise qualité des aliments, en sorte que déjà, dans la bouche , tout l'organisme en est ou agréablement ému ou dégoûté. Avalés par petites parties à travers le *pharynx,* ils descendent le long de *l'œsophage* jusque dans l'estomac, second laboratoire où ils ont à séjourner.

L'estomac est un des viscères les plus importants de l'économie. Les poètes ont célébré sa puissance ; c'est Prométhée qui lui a donné sa force merveilleuse : *Mirandam. fertur Prometheus vim stomacho posuisse,* disait l'épicurien Horace qui s'y connaissait. Il donne à tous et reçoit de partout, dit Hippocrate, *omnibus dat et ab omnibus accipit.* Galien l'appelle l'administrateur de toutes les parties, *partium omnium promptuarium.* Van Helmont va plus loin et le considère non pas comme un vase destiné à cuire les aliments, mais comme un viscère vivant, qui goûte, flaire, est emporté par ses appétits. Quand l'estomac a quelque chose en aversion, l'homme aimerait mieux mourir que d'avaler une bouchée de ce que l'estomac abborre (Bordeu). On sait qu'il a des goûts bizarres. Tel mets qui délecte l'un, met en défaillance l'autre ; les femmes enceintes recherchent quelquefois des aliments insolites ; dans l'hystérie, on prend avec avidité les boissons les moins hygiéniques. Dans le *pica*, on se jette avec passion sur des objets qu'on ne peut même nommer. Et sans aller citer des faits rares, n'est-il pas vrai que le tabac, dont le goût est d'abord si âcre et si repoussant, acquiert pour certains un charme irrésistible ? Mais laissons là ces bizarreries, contentons-nous de dire que l'estomac tient toutes les autres fonctions en échec, selon qu'il est plein ou vide, malade ou en santé.

Quant à sa disposition anatomique, on peut considérer cet organe comme un renflement du tube intestinal, une espèce de sac, couché en travers sous le diaphragme et muni de deux ouvertures, le *cardia* en haut et le *pylore* en bas ; quand l'aliment est dans son intérieur, ces deux orifices se ferment, et l'estomac, s'appliquant sur la masse alimentaire, y verse ses sucs et le réchauffe de sa chaleur. Il dissout peu à peu l'aliment, le pressure par des mouvements de gauche à droite, de droite à gauche, de haut en bas et de bas en haut. La couche qui est en contact avec ses parois, se convertit peu à peu en une sorte de bouillie plus ou moins acéteuse, qui, à mesure, gagne le bas et s'amasse près du pylore ; celui-ci, dont le nom signifie portier, est un anneau épais qui ne s'ouvre qu'à bonnes enseignes, quand l'aliment est apte à passer. Du tabac, du lard et d'autres substances, soit végétales, soit animales, sont quelquefois restées dans l'estomac pendant des mois et des années entières, sans pouvoir franchir cet orifice et ont été enfin vomies sans avoir subi d'altération. Aussi le pylore porte-t-il la peine de son zèle. Il devient souvent le siége de dégénérations graves (squirrhes, cancers), il s'ulcère, se ramollit ou s'épaissit et s'indure au point que son ouverture est presque entièrement fermée. Alors, les aliments ne pouvant pénétrer dans les intestins , quoique tout le reste du corps soit en bon état, il faut mourir de faim. Et il est à remarquer que le pylore livre plutôt passage à des corps totalement indigestes et inertes, comme une balle de plomb, qu'à des substances susceptibles d'être digérées, mais qui lui déplaisent.

On a donné le nom de *chyme* (χυμος, suc) à la matière alimentaire qui a franchi le pylore. Elle passe alors dans *l'intestin grêle*, dont les circonvolutions occupent la plus grande partie de la cavité abdominale. Ses parois, si minces, sont composées d'une membrane muqueuse en contact avec l'aliment ; d'une membrane fibreuse destinée à la contention, de quelques couches de fibres musculaires pour y imprimer des mouvements, et d'une membrane séreuse qui favorise le glissement des circonvolutions , en même temps qu'elle en maintient les diverses parties dans leurs positions respectives ; cette membrane séreuse porte le nom de péritoine. Après avoir tapissé presque tout le tube intestinal , ses deux feuillets s'accolent l'un à l'autre, contenant dans leur interstice les nerfs et les vaisseaux qui vont aux intestins et constituent le *mésentère* qui s'attache à la colonne vertébrale, tandis que d'autres replis , sous le nom d'épiploons, flottent librement sur le paquet intestinal¹, se ployant ou se déployant, selon que l'estomac et les intestins se vident ou se remplissent.

La longueur de l'intestin grêle est d'autant plus considérable que l'animal se nourrit d'aliments moins substantiels ; il est très-long chez les ruminants, et beaucoup plus court chez les carnivores dont la digestion est aussi plus prompte, leurs aliments étant déjà plus animalisés. Chez l'homme qui est omnivore, la longueur de l'intestin est moyenne. Au rapport de Lieutaud, chez un homme qui, durant toute sa vie, avait eu une faim dévorante, on trouva l'intestin d'une brièveté remarquable.

Dans l'intestin grêle on distingue trois parties : la première s'appelle *duodenum* ; la seconde, *jejunum* ; la troisième, *ileum* ; celle-ci s'ouvre à son extrémité inférieure dans le *colon* ou gros intestin ; à l'endroit de cette sorte de soudure, il existe une valvule qui permet bien le passage des matières devenues excréments de l'iléum au colon ; mais non pas leur retour de bas en haut, en sorte que les lavements, par exemple, peuvent parcourir le colon, mais non passer dans l'intestin grêle. C'est le long de ces trois parties de l'intestin que se complète la conversion de l'aliment en suc vivant, et que se fait le départ de la partie qui doit entrer dans le corps, d'avec celle qui doit être rejetée.

XVII

Mais quels sont les changements que subit l'aliment qui, après avoir franchi l'estomac, glisse tout le long des intestins ?

Dans le duodénum, le chyme se mêle avec la bile qui vient du foie, et avec un suc très-analogue à la salive qui est appelé pancréatique, du nom de la glande qui le secrète ; par le mélange de ces fluides et de ceux que secrètent aussi les cryptes ou glandules dont l'intestin est pavé, le chyme, d'acéteux qu'il était dans l'estomac, devient plus salin, plus neutre, même légèrement alcalin, et peu à peu il se convertit en une matière laiteuse et sucrée qui porte le nom de *chyle*, mais qu'il faut bien se garder

de confondre avec une matière organique quelconque morte et inerte ; le chyle est déjà un
suc animé. Ce suc pénètre, en partie, dans les
vaisseaux lactés qui rampent en grand nombre
dans les parois intestinales, se dirige vers le
canal thoracique et, de là, dans la veine sous-
clavière. J'ai dit qu'une partie seulement pénètre
dans les vaisseaux lactés, car on ne peut pas
admettre que le canal thoracique reçoive tout
l'aliment ; les veines intestinales en absorbent
une quantité qui est peut-être la plus considérable, et qu'elles apportent au foie au moyen
de la veine porte. On a trouvé dans cette veine
des traces de préparations de fer qui avaient
été avalées, et il n'y en avait point dans le
canal thoracique. En sorte qu'on est à cet égard
revenu aux idées des anciens, qui avaient été
abandonnées à l'occasion de la découverte des
vaisseaux lactés.

Le foie joue donc un rôle important pour
opérer la conversion du chyle en sang. Toutes
les veines qui reviennent des intestins, chargées
des principes nutritifs se rendent au foie ; c'est
encore au foie que se porte chez le fœtus le
sang venu de la mère.

Chez les canards qu'on gorge, cet organe
s'empâte de graisse, et il est d'un volume con-

sidérable chez tous les animaux voraces. Ainsi le foie est une sorte de poumon du ventre, et la bile est une excrétion ou une dépuration, comme l'est l'urine ; mais de plus, elle concourt aussi à la digestion intestinale, soit par sa matière même, soit en excitant les mouvements péristaltiques et en servant de chystère naturel, selon l'expression de Rivière.

Quelquefois la bile épaissie, concrétée dans les canaux (hépatique, cholédoque) durcie même en forme de calculs, ne peut plus couler vers l'intestin et cause des douleurs intolérables ; d'autres fois, au lieu de prendre la direction des intestins , elle se déverse dans le sang , jaunit la peau, teint même la sclérotique (ictère ou jaunisse) ; les urines prennent une couleur de bile plus ou moins foncée , tandis que les excrétions alvines demeurent décolorées.

La principale indication est alors, en stimulant les canaux hépatiques et le tube intestinal, de ramener l'excrétion biliaire à ses voies naturelles.

Le gros intestin est l'égoût où se jettent les résidus des matières ingérées , qui n'ont pas été absorbées par l'intestin grêle ; il entoure le paquet intestinal comme en cercle et prend à gauche le nom de colon ascendant, en haut

et au devant de l'estomac , celui de colon
transverse ; à droite celui de colon ascendant ;
le rectum en est la terminaison. C'est dans cet
intestin que les matières fécales prennent leur
dernière forme, il exerce encore sur elles une
certaine absorption puisqu'elles y deviennent
de plus en plus desséchées ; mais elle est peu
considérable ; un muscle constricteur puissant
soumet l'éjection des excréments à l'influence
de la volonté. Quels que soient les aliments
dont les animaux se nourrissent, les matières
excrémentielles diffèrent selon les espèces, de
sorte que chacune imprime un cachet vital particulier même à ses excréments.

Le mot colon a donné naissance au mot
colique ; cette partie du tube intestinal est en
effet le principal siége de ces épreintes et de
ces douleurs violentes, quelquefois atroces, qui
accompagnent, soit les dyssenteries et les diarrhées, soit la constipation opiniâtre.

Il y en a qui ont regardé la digestion comme
une fermentation ; elle l'est si peu, que quand
il y a des flatuosités et de la fermentation ,
c'est signe d'indigestion. Elle n'est point un
phénomène purement chimique, une conversion
de l'aliment en un acide ou en un alcali ; ni
en gélatine, ni en fibrine, ni en sucre, ni en

amidon ; car les substances acides comme les
alcalines ; la fibrine comme le sucre, ingérés
dans l'estomac, ont besoin d'être digérés par
cet organe.

Le sucre, par exemple, ne tarde pas à devenir
aigre ou acescent au gosier. Ni un acide, ni
un alcali, ni aucun corps neutre quelconque
ne sont en soi un aliment immédiat. Le lait
si analogue au chyle ; le sang lui-même bien
que renfermant toutes les conditions chimiques
alimentaires qu'on voudra, ne peuvent être
acceptés en cet état par le corps ; ils ont besoin
d'être profondément altérés, d'être cuits, d'être
décomposés, de même que les substances végétales. Ainsi la digestion est la conversion de
l'aliment non pas en un liquide chimique
quelconque, non pas même en un suc organique, mais en un suc vivant. C'est une véritable
initiation à la vie, opérée par les forces vivantes,
qui recherchent et accueillent tour à tour le
doux et l'amer, le froid ou le chaud, l'acide
ou l'alcali, tantôt ce qui substante beaucoup,
tantôt ce qui substante peu, selon les besoins
du moment ou les caprices du goût et de la
sensibilité, sans que la chimie puisse en rendre
compte.

On a expérimenté que ni la fibrine, ni la

gélatine, ni l'albumine, ni aucune substance unique ne peuvent nourrir des chiens. Le sucre, le café, le chocolat, le thé, pris chacun exclusivement, ne peuvent pas longtemps soutenir la vie ; ces substances ne sont aliment que relativement au besoin présent et non d'une manière absolue.

Il est vrai que dans la formation du chyme il paraît y avoir quelque chose d'acéteux, que les eaux minérales acidules excitent l'appétit et que quand l'estomac a été malade l'acidité des rapports indique un retour au mieux. Mais ces phénomènes chimiques montrent seulement qu'il est nécessaire que l'aliment soit préalablement altéré, et que les acides, soit naturels, soit inorganiques, peuvent y servir. Mais l'air y est tout aussi nécessaire, sans qu'il faille dire que les aliments se changent en air ; on sait en effet qu'il y a de l'air dans les aliments, que cet air favorise le travail digestif et que les trachées des insectes s'ouvrent dans leurs voies digestives ; que les animaux à sang chaud qui consomment plus d'air, mangent beaucoup plus que les reptiles ; et qu'en hiver sous un air froid et dense, on a plus d'appétit qu'en été.

Quant aux phénomènes généraux de la digestion, pendant que l'estomac élabore l'aliment, la peau se resserre par sympaphie ; un sentiment de frisson parcourt le corps , surtout chez les gens nerveux ; et tous les organes sont tonifiés par l'impression seule de l'aliment. Il y a du danger à se baigner dans cette période ; la submersion immédiatement après le repas, en rappellant subitement les forces à la peau, peut déterminer une défaillance mortelle. C'est pour un motif semblable qu'il ne faut pas prendre le bain après avoir chargé son estomac de boisson minérale.

Le travail d'esprit chez les gens de cabinet, de même que le travail du corps chez les hommes de peine, nuisent à une bonne digestion par la distraction des forces en sens divers que ces travaux opérent. Par la même raison une opération chirurgicale, une saignée faites dans ces moments peuvent avoir des suites graves. Mais le repos pour les hommes de peine et un peu d'exercice pour les gens d'étude favorisent au contraire cette fonction en contribuant à décentraliser les forces trop long-temps fixées sur les organes du travail habituel.

Il est même à remarquer que les personnes qui se fatiguent beaucoup d'ordinaire, sentent le besoin de manger davantage le jour de repos, afin de trouver à employer les forces qui alors restent dans l'inaction.

A la période de centralisation succède celle d'expansion ou de déploiement, pendant laquelle les viscères gastriques renvoient aux autres organes les forces qu'ils en ont reçues et qu'ils avaient empruntées pendant la digestion. La chaleur s'allume dans tout le corps à mesure que le sang riche d'un aliment nouveau pénètre dans les organes. C'est alors (trois ou quatre heures après l'ingestion des aliments) que les vaisseaux chylifères sont pleins de suc ; que le pouls s'anime, que la peau devient chaude, halitueuse, que sa perspiration augmente.

Le travail nutritif se complète dans l'intimité des parties. C'est le troisième temps de la digestion, ou mieux de la nutrition, durant lequel chaque organe s'assimile ce qui lui convient, et lui donne son caractère spécial.

Toutefois même, alors les aliments gardent encore une partie de leurs qualités primitives, un état moyen (*vita media*, Van Helmont) ; les animaux nourris de coquillages conservent quelque goût du poisson ; le lapin, le lièvre, le mouton, ont un parfum différent, selon les plantes dont ils se sont nourris.

Les phénomènes nutritifs qui s'opèrent dans

l'intimité des parties, échappent à notre observation, et le microscope nous montre déjà,
dans les premiers éléments organiques appréciables, quelque chose de très-complexe. Les
plus petits animalcules infusoires ont des organes multiples d'une finesse et d'une per-
fection remarquables. Ils ont même des vaisseaux et des liquides, et peut-être d'autres
animalcules dans ces liquides, et ainsi de suite,
sans que nous puissions assigner quelle est la
première molécule organique ou la monade
élémentaire. Au delà d'un certain terme ac-
cessible à nos sens et à nos instruments, la
micrographie n'est plus qu'un vain roman où
l'imagination a plus de part que l'observation ;
la première cellule, ou mieux le premier corpuscule organique, comme l'atome en chimie,
sont conçus et compris par la raison, mais ils
échappent à nos sens par les infinies petitesses.

Nous savons seulement qu'il y a une trame
celluleuse, un suc nourricier ou lymphe plas-
tique, qui s'épanche, par exemple, entre les
lèvres d'une plaie et les recolle ; que solideé
et fluides, tout est pénétré d'une force qui
harmonise la nutrition des organes, répartit
l'aliment selon les besoins, ici la fibrine, ailleurs
l'albumine ou la gélatine ; plus loin la sérosité

ou le sel calcaire ou le corpuscule nerveux,
en un mot, qui domine et utilise les propriétés
physiques et chimiques de la matière ; ainsi,
dans les os longs elle creuse une cavité au
centre et serre autour le phosphate calcaire ;
ailleurs elle forme un ongle ; ailleurs elle dépose
la matière du muscle, du tendon ou du car-
tilage ; chaque organe ayant, comme dit un
ancien, sa cuisine particulière.

L'accroissement des organes est-il simplement
un gonflement des parties organiques primitives,
existant en miniature dans le germe, en sorte
que toutes les fibres musculaires du plus vigoureux athlète se trouvant déjà en petit dans
l'embryon, se conservent dans l'homme adulte,
et quelles ne font que grossir suivant les circonstances ; ou bien l'accroissement se fait-il
par une production de nouvelles parties qui
prennent place à côté des anciennes ? Il semble
que cette dernière opinion soit plus probable,
car, dans les plaies avec perte de substance,
il se fait un bourgeonnement par lequel de
nouveaux sucs, recouverts de membranes minces,
s'agglomèrent peu à peu sur la plaie et régé-
nèrent la partie qui manque.

Après l'exposé physiologique très-succinct que
nous venons de faire des fonctions digestives,

on comprend que tant d'organes si complexes puissent être affectés de troubles et de maladies chroniques.

Tantôt la fonction est languissante et suspendue, les matières alimentaires sont repoussées ou passent non digérées ; tantôt les résidus sont retenus dans le tube devenu comme inerte.

Tantôt les sécrétions des glandes sont arrêtées, tantôt trop abondantes, tantôt perverties, tantôt l'organe lui-même s'engorge, s'enflamme ou est atteint par un vice diathésique.

On comprend aussi l'importance d'un traitement qui, au moyen d'une boisson minérale abondante, produit, le long du tube intestinal, une sorte de lavage général, et emporte les matière âcres, durcies ou viciées, et qui, excitant doucement toutes les sécrétions, les ramène à leur rhythme régulier.

Passons maintenant au compte-rendu des observations qui nous donneront occasion d'apprécier les cas particuliers de maladie et leur traitement thermal.

OBSERVATIONS DE DYSPEPSIE

Digérer c'est convertir les substances alimentaires en une matière que nos organes s'assimilent.

L'idée qui s'attache d'abord au mot digestion *(di-gestio)*, est celle d'une sorte de division et de triage des matières destinées à être portées dans l'intimité des tissus organiques pour les sustenter.

En un sens, on peut dire que moudre le grain, tamiser la farine, la faire fermenter, cuire la pâte dans le four ou dans la marmite, sont autant d'opérations externes préparant et facilitant la vraie digestion qu'opère l'organisme lui-même.

Aussi les anciens considéraient-ils la digestion comme une sorte de cuisson ou de coction des aliments, qui se continuait à l'intérieur du corps ; et du mot *pepsis*, qui en grec signifie cuisson, ils avaient fait le mot dyspepsie (mauvaise coction ou mauvaise digestion).

Les chimistes modernes ont aussi tiré du même terme *pepto*, cuire, digérer, les mots *pepsine* qu'ils regardent comme le principe actif du suc gastrique, et *peptone* indiquant le résultat de la transformation des matières albuminoïdes après la digestion.

La dyspepsie consiste dans un trouble permanent de l'ensemble des fonctions digestives, sans aucune lésion organique appréciable ; elle porte alors simplement le nom de dyspepsie. Elle peut aussi dépendre d'une lésion organique de l'estomac, des intestins, du foie, etc., lésion qui est plus ou moins apparente, et dont la digestion viciée n'est que l'effet ou le symptôme ; la dyspepsie est dite alors symptomatique. Nous ne nous étendrons pas sur les causes qui peuvent amener la dyspepsie, soit symptomatique, soit essentielle ; plusieurs volumes n'y suffiraient pas. Notre sujet est plus restreint,

Nous nous bornerons à relater les principales observations que nous avons recueillies aux eaux d'Aulus.

Et d'abord pour faire connaître comment ces eaux sont ordinairement employées par les malades, et afin d'éviter de longues et inutiles répétitions, nous citerons les faits relatifs à un malade très-exact et très-consciencieux, qui a bien voulu nous communiquer ses annotations jour par jour et presque heure par heure sur l'ingestion et les effets des eaux d'Aulus.

Le lecteur comprendra qu'après les détails contenus dans cette observation, nous nous dispensions, pour celles qui vont suivre, de répéter minutieusement les mêmes incidents à l'occasion de chaque malade, et que nous nous contentions d'un récit sommaire, à moins qu'il n'y ait quelque particularité à signaler.

1re OBSERVATION. — M. J. B., de nationalité belge, mais habitant Paris, âgé d'environ 55 ans, de tempérament lymphatique-bilieux, fortement constitué, a une tendance marquée à l'obésité, les digestions paresseuses et parfois dans les urines un peu de gravelle. Il a pris, à Paris même, du 24 avril au 10 juin, environ 40 litres d'eau d'Aulus, qui lui ont paru diminuer son embonpoint, car il pesait 100 kilog. au 1er janvier 1877, et il ne pèse que 94 kilog. au mois d'août.

Arrivé à Aulus, le 2 septembre de la même année, il commence son traitement le lendemain. Voici le tableau résumé des incidents de sa cure :

Mois de sept. 1877. DATES.	BUVETTE Nombre de verres pris matin.	soir.	Heures du matin pour la prise de l'eau.	ÉVACUATIONS ALVINES Depuis la prise de l'eau jusqu'au déjeûner, 10 h.	Depuis le déjeûner lendemain — avant minuit.	Depuis minuit jusqu'au matin.	TOTAL en 24 heures.	ÉMISSIONS URINAIRES Nombre depuis la prise d'eau jusqu'au déjeûner.	Appréciation depuis le déjeûner jusqu'au lendemain matin.	Évacuations éoliennes — Appréciation depuis la prise d'eau jusqu'au lendemain matin.
3 au 4	10	2	6 h 40 à 8 h 00	3	»	1	4	8	Beaucoup.	Beaucoup.
4 — 5	12	2	7 h 00 à 8 h 02	5	1	3	9	9	—	—
5 — 6	12	2	6 h 45 à 8 h 02	7	1	3	11	5	—	—
6 — 7	12	2	6 h 15 à 7 h 25	6	»	4	10	5	Assez-bien.	Assez-bien.
7 — 8	12	2	7 h 07 à 8 h 00	7	1	1	8	2	—	—
8 — 9	12	2	7 h 00 à 7 h 53	6	1	3	8	5	Beaucoup.	Beaucoup.
9 — 10	12	2	7 h 38 à 8 h 20	4	3	2	7	7	—	—
10 — 11	12	2	7 h 10 à 8 h 08	4	»	1	9	4	—	—
11 — 12	12	2	7 h 32 à 8 h 05	5	»	2	5	11	Assez-bien.	—
12 — 13	12	2	6 h 25 à 7 h 10	8	»	5	12	8	—	—
13 — 14	12	2	6 h 45 à 7 h 35	7	1	1	5	8	—	—
14 — 15	12	2	6 h 52 à 7 h 36	4	»	3	8	4	Beaucoup.	—
15 — 16	12	2	6 h 37 à 7 h 06	4	1	1	8	8	—	—
16 — 17	12	2	6 h 26 à 6 h 50	7	2	4	8	7	—	—
17 — 18	12	2	7 h 00 à 7 h 45	6	1	2	10	6	—	—
18 — 19	12	2	6 h 15 à 6 h 55	7	»	1	5	7	Enormément	Enormément
19 — 20	12	4	6 h 50 à 8 h 00	2	1	1	4	7	—	—
20 — 21	12	4	6 h 47 à 8 h 20	3	»	1	3	10	—	—
21 — 22	12	4	8 h 02 à 9 h 00	3	1	1	4	10	—	—
22 — 23	12	4	7 h 20 à 8 h 00	2 (2)	1	1	3	10	—	—
23 — 24	12 (1)	4	7 h 10 à 7 h 50	2	2	1	10	10	—	—
24 — 25	12 (1)	6 (1)	7 h 15 à 7 h 45	6	2		8	7	—	—
25 — 26	14 (4)	6 (1)	6 h 37 à 7 h 32	5	1		8	8	—	—
26 — 27	14	6 (1)	6 h 20 à 7 h 20	6	»		4	7	—	—
27 — 28	14 (5)	6 (1)	6 h 10 à 6 h 55	6	»			8	Beaucoup.	Beaucoup.
28 — 29	14	6 (1)	6 h 50 à 7 h 44	7 (6)	»			(6) 4		
29 — 30	départ									
Totaux.	318	82		197	21	45	192	186		

Total gén. 400 v⁵. d'eau.   378 évacuations.

(1) Par 3 verres.

(2) Déjeûner à 10 heures 3/4.

(3) En 1 fois.

(4) Par 3 verres et puis par 2.

(5) Pendant 3 fois 3 verres et puis en une fois les 5 derniers; promenade faite jusqu'à Las Escalles, revenu en 2 heures 1/2 et perdu 40 minutes pour cueillir des fleurs et pour satisfaire aux exigences des évacuations.

(6) Déjeûner à 9 heures. — Evacuations après le 9ᵉ verre et abondamment chaque fois.

Les détails de cette observation pourront paraître singulièrement minutieux. Mais nous avons cru devoir les conserver, en raison même du rare esprit d'exactitude qui a présidé à leur constatation. Le personnage qui en est le sujet, est membre d'une Société à la fois morale et scientifique importante de la capitale.

Après cette première observation, qui peut donner une idée de la manière dont on prend ordinairement les eaux d'Aulus et des effets qu'elles produisent le plus communément, nous allons rapporter diverses observations de dyspepsie telles que nous les trouvons consignées dans les cahiers annuels. Quelques-unes, antérieures à 1848, nous ont été communiquées par les médecins qui se sont les premiers occupés des eaux minérales d'Aulus : M. Laugé, médecin à Vicdessos, et le docteur Monnereau, qui fut, de 1845 à 1848, inspecteur de ces eaux. Nous devons rendre à la mémoire de ces honorables confrères ce témoignage public qu'ils étaient l'un et l'autre d'une exactitude consciencieuse.

2ᵉ OBSERVATION. — *Constipation, vomissement, douleur sus-orbitaire.*

C., âgé de 60 ans, bilieux, à fibres sèches,

se présente à Aulus en août 1845, avec les symptômes suivants :

Depuis longtemps perte complète de l'appétit, vomissements le matin d'un liquide jaune, visqueux, d'une grande amertume, avec céphalalgie sus-orbitaire ; constipation.

Après avoir bu les eaux d'Aulus pendant onze jours, tous les symptômes ont disparu ; le malade a repris de la fraîcheur et de l'embonpoint.

3ᵉ Observation. — *Difficulté de digestion, douleurs et crampes.*

B., âgé de 35 ans, éprouvait depuis plusieurs mois de la céphalalgie sus-orbitaire et un vomissement le matin de matières jaunes, liquides, d'une grande amertume, avec ardeur à l'épigastre, perte d'appétit, digestion lente, crampes douloureuses à la région du foie, et au côté droit et antérieur de la poitrine, perte des forces, maigreur, pâleur de la peau.

A son arrivée à Aulus il a des nausées et se plaint d'une pesanteur de tête incommode.

Il prend les eaux en boisson et en bains pendant 27 jours, en intercalant un repos de 14 jours. Les digestions se régularisent ; il lui reste quelques crampes, mais plus faibles et plus rares qu'auparavant.

Évidemment la purgation par les eaux a débarrassé ces deux malades de la bile qui déterminait les céphalalgies frontales, les douleurs épigastriques et les vomissements.

— La dyspepsie est occasionnée quelquefois par la présence de matières âcres ou viciées qui entretiennent la diarrhée et que dissipe un lavage abondant par l'eau minérale, comme dans le cas suivant.

4ᵉ OBSERVATION. — *Dyspepsie et diarrhée dissipées, forces rétablies.*

D. , âgé de 64 ans , nerveux-sanguin , de constitution délicate, éprouvait, depuis le mois de juin , le matin en se levant, des vertiges revenant par intervalles ; bouche mauvaise , dégoût pour toute sorte d'aliments, nausées, digestion pénible , diarrhée avec un tel relâchement qu'il a, dans les vingt-quatre heures, de 16 à 24 évacuations contenant des débris d'aliments mal digérés ; il y avait tendance à la syncope , maigreur, perte des forces.

Arrivé à Aulus le 10 septembre , il prend plusieurs verres d'eau; dès le surlendemain la diarrhée a cessé complétement ; l'appétit revient, la digestion se rétablit ; le malade mange avec plaisir de presque toute sorte d'aliments ; les forces et les chairs se réparent ;

il repart après 14 jours dans un état de santé très-satisfaisant.

5ᵉ OBSERVATION. — *Constipation à la suite d'une chute ; irritation nerveuse déterminée par des purgations violentes et répétées.*

C..., âgé de 44 ans, prêtre espagnol, d'un teint bilieux, ayant fait une chute il y a 20 ans, ressentit au flanc une douleur violente, suivie d'une constipation qui durait quelquefois jusqu'à 28 ou 30 jours ; les résidus excrétés étaient petits, durs et expulsés avec des douleurs cruelles, suivies d'une ardeur brûlante au fondement. Phénomène singulier ! il avait eu un appétit extraordinaire après la chute.

Il prit d'abord des laxatifs, et, plus tard, le purgatif de Leroi plus de 350 fois dans le cours d'un an et demi. L'usage de ce remède fut suivi d'une forte dyssenterie, avec abondante excrétion de mucosités ; amertume de la bouche, nausées, dégoût. La diarrhée, après avoir duré plusieurs mois, fut remplacée par la constipation.

Il ressentit aussi à la plante des pieds une douleur intense, qui se portait ensuite à l'épigastre et au front et retournait aux pieds, laissant à la tête un sentiment de vide avec perte de mémoire et trouble de l'intelligence.

Ces symptômes persistent à son arrivée à Aulus, il y a même de légères attaques épileptiformes.

Le malade boit les eaux pendant huit jours ; il est purgé abondamment, et rend du sang hémorrhoïdal pendant deux ou trois jours. Les fonctions digestives se rétablissent, les petits accès épileptiformes n'ont pas reparu, mais l'intelligence et la mémoire demeurent encore faibles ; le malade n'a bien repris des forces que rentré chez lui. Sa guérison s'est soutenue. — Ce cas offre un exemple remarquable des troubles nerveux généraux que peut déterminer l'irritation des voies digestives.

6ᵉ OBSERVATION. — *Dyspepsie et œdème con-sécutifs à une disparition d'accès de fièvre intermittente par un vomitif trop violent ; gué-rison et récidives.*

B..., âgé de 58 ans, lymphatique, ayant con-tracté, il y a 26 ans, une fièvre intermittente, avala en une seule prise un remède liquide prescrit à doses fractionnées pour amener le vomissement. Les accès cessèrent, mais depuis il éprouvait à l'épigastre une sensation de pe-santeur avec douleur à la pression ; constipa-tion. Ces symptômes allèrent en s'aggravant et s'accompagnèrent d'ardeur brûlante depuis l'es-

tomac jusqu'à l'ombilic , avec perte d'appétit ,
faiblesse, abattement, gonflement du ventre et
épanchement de liquide dans la cavité abdominale, maigreur considérable , oubli de faits
récents.

Dans cette extrémité, B... se rend aux eaux
d'Aulus au mois d'octobre, et boit par jour une
assez grande quantité d'eau. Peu de jours après,
l'urine coule abondamment et le ventre diminue
de volume ; la chaleur à l'épigastre cesse ainsi
que la constipation. Après un séjour aux eaux
de quarante-deux jours, le malade se sent très-
bien ; la mémoire même est revenue.

Ce mieux dura quatre mois , après lesquels
les accidents précédents se reproduisirent. Il
revint à Aulus au mois de septembre suivant,
et y obtint une seconde amélioration qui dura
huit mois, après lesquels son état devint pire
que jamais. Dégoût pour toute sorte d'aliments,
faiblesse extrême , œdème des extrémités in-
férieures jusqu'aux genoux ; vives douleurs sur
toute l'étendue de l'œdème, soif ardente, selles
involontaires.

Il retourne à Aulus pour la troisième fois
au mois d'août, prend un bain tous les jours
et boit abondamment. Au 8e jour, l'amélioration
est manifeste, elle augmente rapidement ; l'ap-

pétit ne revint franchement que vers le 20ᵉ jour ; la douleur et l'œdème n'existaient plus au 25ᵉ ; le 30ᵉ jour, le malade se sent guéri.

L'année suivante, sa santé s'étant encore un peu dérangée, il se rendit, vers le 12 août, aux eaux d'Aulus, qui produisirent le même bon résultat.

— Ce cas est remarquable par la persistance de l'affection à reproduire des récidives graves, autant que par l'efficacité des eaux pour ramener la guérison.

7ᵉ Observation. — (Communiquée par M. Laugé). *Diarrhée chronique guérie.*

A... était atteint d'une diarrhée chronique qu'il avait combattue par tous les moyens qu'on avait pu lui indiquer. Sur l'avis de son médecin, M. Laugé, il but les eaux d'Aulus à dose modérée. Le 6ᵉ jour, il était débarrassé de sa maladie.

8ᵉ Observation. — *Dyspepsie, accès épileptiformes et autres accidents nerveux.*

A..., tisseur de laine des environs de Foix, âgé de 54 ans, de petite taille, sujet à des saignements de nez assez abondants, a eu, il y a quelque temps, durant son sommeil, à deux reprises et à un long intervalle, une légère attaque d'épilepsie qui fut suivie de vomissement d'un liquide amer. Quand il fait chaud il perd toute appétence ; alors les aliments lui pèsent sur l'estomac, qui se gonfle et ressent de l'ardeur avec un tiraillement se prolongeant jusque vers le dos. Il est mieux quand le temps est plus frais ; il éprouve habituellement une céphalalgie vague et une sorte d'inconscience de lui-même.

Il prend à Aulus les eaux à dose purgative et quatre bains. L'appétit revient, il mange avec plaisir, sans douleur, ni gonflement de l'estomac, ni tiraillement. Après 14 jours, il repart ayant repris de la fraîcheur et des forces.

9e OBSERVATION. — *Dyspepsie , suite d'une chute et de contusion.*

A..., du Mas-d'Azil, âgé de 41 ans, bien constitué, tomba d'une charrette dont le cheval s'était emporté ; une roue lui passa sur le corps en diagonale depuis la hanche droite jusqu'à l'épaule ; il n'eut à l'extérieur que des contusions et des égratignures qui guérirent en huit jours. Mais depuis cette chute, il ressent à l'épigastre une douleur obtuse , gravative , avec nausées fréquentes , diminution de l'appétit, digestion pénible, rapports nidoreux, même quand l'estomac est vide ; la douleur à l'épigastre devient plus vive vers le mois de septembre, époque à laquelle eut lieu la chute. Les excitants, vin, café, exaspèrent la douleur. Dans ces derniers temps, il est réduit à ne vivre que de bouillies et de crêmes. Une forte application de sangsues et des bains domestiques avaient un peu soulagé son mal.

Il passe une huitaine de jours à Aulus, prend les eaux à dose purgative et un bain par jour. Toute douleur à l'épigastre disparaît, l'appétit est vif, les digestions bonnes, il mange avec plaisir de tout ce qu'on lui sert, il ne lui reste qu'à peine une légère douleur sous le sein droit.

10ᵉ OBSERVATION. — *Douleur hypogastrique et diarrhée chroniques ; retour du flux hémorroïdal, guérison.*

S..., boucher, 40 ans, bilieux-sanguin, souffre, depuis environ 20 ans, de douleurs souvent assez vives, ayant leur principal siége à l'hypogastre d'où elles irradient vers l'anus, les flancs, les lombes et jusqu'à l'estomac ; diarrhée constante avec ténesme et éjections de mucosités filantes, et parfois un peu de sang.

Dès son arrivée à Aulus il prend de 14 à 16 grands verres d'eau le matin, et le soir jusqu'à 10 verres et un bain chaque jour.

Il est abondamment purgé et , vers le 4ᵉ jour, il rend dans les selles du sang coagulé. (Il avait eu·, il y a 14 ans , des 'tumeurs hémorroïdales qui , après s'être affaissées au dehors , s'étaient développées en dedans).

Il n'éprouve plus ni douleur du bas-ventre ni tenesme ; les digestions se font facilement, l'appétit est excellent. Après douze jours de traitement par les eaux , il repart très-satisfait.

11ᵉ OBSERVATION. — *Céphalalgie chronique , vomissements , nausées et autres symptômes dissipés.*

B..., 35 ans, sanguin , préposé des douanes à Marseille , éprouvait , depuis un an , le matin surtout , des maux de tête, spécialement vers le front , suivis de vomissement d'une matière liquide , incolore , mais très-amère. Après le vomissement , qui le soulageait un peu , il ressentait à l'estomac une chaleur brûlante ; perte de l'appétit et des forces, pâleur jaunâtre de la peau ; parfois simplement nausées, crampes douloureuses à l'épigastre , peu de sommeil ; obligé de cesser son service pendant

deux mois , il prenait du petit-lait , des tisanes
rafraîchissantes, s'abstenait de vin et de tout
excitant.

Arrivé à Aulus dans cet état, il boit jusqu'à
12 verres d'eau le matin et 10 le soir ; encore
même augmente-t-il cette dose jusqu'à boire 30
verres d'eau dans le courant de la journée.

Il urine abondamment , a de 3 à 5 purgations par jour , et éprouve, après la boisson,
quelques vertiges et un sentiment d'ivresse.

Après huit jours les vomissements et nausées
ont cessé , l'appétit est revenu ; il ne lui reste,
de tous les symptômes , que quelques crampes
d'estomac rares et faibles.

12ᵉ Observation. — *Constipation opiniâtre ,*
suite de fièvres intermittentes, guérison.

S... , âgé de 35 ans , bien constitué, étant
préposé des douanes d'Aigues-Mortes , y con-
tracta les fièvres intermittentes , qu'il garda
plusieurs années, avec des alternances de guérison et de récidives ; il prit beaucoup de
sulfate de quinine.

Par suite , et aussi en raison de quelques
écarts de régime , il ressent vers l'ombilic ,
depuis environ six ans, une douleur obtuse avec
constipation plus ou moins opiniâtre (il demeure

sans évacuations alvines de quatre à huit jours) ;
la dureté des matières rend leur excrétion très-
douloureuse ; céphalalgie habituelle, avec douleurs, s'élançant en diverses parties de la tête ;
peau chaude, urine rouge, faiblesse générale.

Il prend à Aulus de 12 à 18 verres d'eau
dans la matinée et obtient de 2 à 5 purgations
sans coliques.

Après dix jours, constipation, céphalalgie,
douleur ombilicale, tout a disparu.

13ᵉ OBSERVATION. — *Constipation par suite
de suppression menstruelle ; douleurs diverses
avec toux, ascarides expulsés, etc. ; guérison.*

Marguerite R..., âgée de 24 ans, brune,
constitution délicate, tempérament bilioso-san-
guin, couturière, ayant eu plusieurs de ses
parents morts d'une maladie de poitrine, mit,
il y a quatre ans, ses pieds dans un ruisseau
au moment où elle avait pour la première fois
ses époques ; elle fut prise d'une sensation
de poids à l'épigastre, revenant par intervalles,
quelquefois avec une douleur si forte qu'elle
en devenait pâle ; elle avait des nausées sans
vomissement, l'épigastre très-sensible à la pression ; nulle douleur dans l'intervalle de ces
sortes d'accès ; mais il y avait constipation

forte et opiniâtre ; petite toux fréquente, essouf-
flement en montant, céphalalgie habituelle ,
faiblesse musculaire.

Après neuf mois, pendant lesquels elle fut
saignée trois fois , outre diverses applications
de sangsues, les règles reparurent assez régulières, mais peu abondantes , et les divers
symptômes se calmèrent.

Les eaux d'Audinac, qu'elle prit pendant deux
saisons, améliorèrent encore sa santé.

Mais, l'année d'après, les symptômes, céphalalgie, gastralgie, constipation , nausées , toux
petite et fréquente , s'aggravèrent ; elle avait
aussi au fondement une démangeaison fort incommode, due à la présence des ascarides dans
le rectum.

Tous les symptômes disparurent sous l'influence des eaux d'Aulus qu'elle prit pendant
un mois, en le coupant par un intervalle de
15 jours de repos.

Sous l'effet purgatif des eaux , elle rendit
un grand nombre de vers ascarides qui la
tracassaient continuellement.

Au mois de mai de l'année suivante , elle
ressentait deux ou trois fois par jour , à la
région précordiale, une douleur avec sentiment
d'une faiblesse telle qu'elle perdait la parole

et se sentait près de tomber. Légère cardialgie à gauche avec chaleur brûlante, petite toux sèche comme la première fois ; mais cette fois ni céphalalgie, ni constipation. Nul bruit d'anormal ni au cœur, ni aux carotides, ni aux poumons. Quelques crachats de sang vermeil qu'elle a rendus, il y a neuf jours, l'ont un peu soulagée.

Elle prend les eaux à dose purgative, obtient des évacuations abondantes et rend des ascarides. Deux jours après, retour des règles, et, sous cette influence, exaspération de la douleur à la région précordiale ; l'écoulement menstruel est plus abondant que d'ordinaire ; dans les trois jours suivants, la douleur précordiale et la sensation de brûlure, ainsi que la toux, ont complétement disparu ; l'appétit est vif, la digestion facile, le sommeil profond, le teint devient frais.

14° OBSERVATION. — *Vomissements chroniques, suite d'émotion morale et autres accidents ; notable amélioration.*

A. S..., âgée de 23 ans, bien constituée, réglée à 16 ans, mais chaque fois avec des douleurs qui allaient presque jusqu'à l'évanouissement, perdit sa mère un an après ; cet événement lui causa une affliction sans bornes, qu'un changement de position de la famille rendait plus amère. Immédiatement après elle fut prise de vomissements qui survenaient à la suite de chaque repas, tous les jours pendant six mois, et lui faisaient rejeter une partie des aliments ; alors l'estomac se gonfle, il y a des éructations sans fétidité, l'épigastre est sensible à la moindre pression ; il y a un peu de constipation. Les époques viennent régulièrement, mais pas abondantes, elles sont suivies d'une excrétion muqueuse assez limpide et sans douleur. Parfois la matière des vomissements est d'une grande amertume ou d'une telle acidité qu'elle irrite et excorie le gosier et la langue.

A Aulus, elle prend des bains et boit de 10 à 14 verres d'eau sans être purgée ; mais les règles ont coulé sans douleur et plus abondantes, elles ont aussi duré plus longtemps ; la constipation ne se dissipe que dix jours après son arrivée ; les vomissements après le repas ont cessé. Seulement elle rend le matin, à jeun, un liquide de la couleur et de la consistance du blanc d'œuf, mais si acide, qu'il agace les dents de la malade ; ces vomissements du matin cessent quatre ou cinq jours après. L'appétit est bon.

Elle quitte Aulus, sinon tout à fait guérie, du moins dans un état de santé satisfaisant.

15e OBSERVATION. — *Effet du petit-lait pris simultanément avec les eaux.*

Dans quelques cas, on s'est bien trouvé de l'emploi du petit-lait pour aider à l'action des eaux et dissiper la constipation.

Un jeune homme de 25 ans avait eu la variole, à la suite de laquelle il était demeuré hypo-condriaque et si constipé qu'il n'allait plus que par lavements. L'eau minérale, à la dose ordinairement purgative, ne produisant pas d'effets chez lui, nous conseillons de boire en même temps du petit-lait qu'on apportait de la montagne, après extraction de la partie caséeuse. Le malade est alors abondamment purgé, et cet effet ne se produit pas quand le petit-lait est pris seul, mais bien quand il est bu simultanément avec l'eau minérale.

— Il n'est pas douteux que, lorsque les sentiers qui mènent à la montagne seront plus acces-sibles, on ne fasse un plus fréquent usage du petit-lait, concurremment avec les eaux, soit qu'on veuille rendre celles-ci plus laxatives ou tempérer par un liquide aussi rafraîchissant, et d'origine animale, ce que peuvent avoir à la longue de trop irritant les sels et principes métalliques contenus dans l'eau minérale.

16ᵉ OBSERVATION. — *Vomissements, constipation et maigreur ; prompte guérison.*

V..., de Montels, âgée de 38 ans, très-maigre, gardant le lit, vomit tous les aliments, même le lait, l'estomac ne pouvant rien tolérer depuis plusieurs mois. Les matières alvines sont rares ; elle rend à peine quelques boulettes durcies. — 4 à 5 verres d'eau qu'elle prend dans le courant de la journée, suffisent pour déterminer une évacuation alvine, sans recours au lavement ; elle est bien depuis.

17ᵉ OBSERVATION. — *Vive gastralgie et constipation ; guérison.*

M. C..., marchand à Tarascon, âgé d'environ 40 ans, sanguin, robuste, éprouve de vives douleurs qui s'étendent de la région des côtes vers le foie et l'épigastre, où il sent de l'embarras et une sorte de constriction. Les digestions sont pénibles et difficiles ; il y a constipation, les lavements n'amènent que quelques matières dures et sèches ; point d'appétit ; grande préoccupation de son état.

Les neufs premiers jours de boisson donnent peu de résultat ; les six derniers, le malade est abondamment purgé ; il n'y a plus ni douleur ni embarras gastrique, les digestions sont faciles , l'appétit excellent , le malade repart content.

18e OBSERVATION. — *Constipation; acidités à la bouche et crampes d'estomac.*

Mlle X..., âgée de 26 ans, bien constituée, tempérament nerveux , menant une vie sédentaire, mangeant peu, se plaint d'aigreurs d'estomac ; un liquide acide lui vient à la bouche même à jeun ; épigastre douloureux à la pression ; parfois crampes d'estomac et cardialgie ; très-constipée. — Après quinze jours, sous l'action purgative des eaux , elle se sent mieux, a plus d'appétit, moins de crampes, point d'aigreurs.

19e OBSERVATION. — *Inappétence, constipation alternant avec diarrhée.*

M. G..., de Béziers, âgé de 35 ans, grand, sec, maigre, n'a point d'appétit, les digestions sont pénibles, mauvaises, tout aliment lui pèse sur l'estomac ; la constipation alterne avec la diarrhée. — 3 à 4 verres suffisent pour lui

procurer une ou deux évacuations, l'appétit
revient, les digestions sont bonnes.

20ᵉ Observation. — *Constipation opiniâtre ;*
migraines , sueur par gouttelettes incessantes
d'une moitié seulement de la face.

M. X..., chanoine, âgé de 60 ans , sujet à
de fortes migraines et à une constipation opiniâtre , présente cette singularité remarquable
qu'il sue abondamment de la moitié seulement
de la tête ; même par une température exté-
rieure modérée, on voit cette moitié de la face
couverte de gouttelettes de sueur sans cesse
renaissantes ; il est sans appétit.

Les eaux le purgent abondamment, l'appétit
est revenu ; mais il ne passe à Aulus que peu
de jours.

21ᵉ Observation. — *Constipations , sueurs*
habituelles énervantes.

Mme D. (de Saint-Girons), âgée de 52 ans ,
assez grosse et fortement constituée, tempérament lymphatique, est habituellement constipée,
sans appétit, faible, énervée. Elle est depuis

plusieurs mois sujette à des sueurs continuelles qui l'affaiblissent davantage et qu'augmente la moindre marche ou le moindre travail. Elle ne peut presque plus sortir de sa maison. Le plus léger courant d'air la refroidit. Les pieds et les mains deviennent alors glacés ; il s'ensuit une nouvelle sueur mêlée de fièvre, elle passe ainsi tristement sa vie dans un état constant d'accablement.

Elle séjourne à Aulus trois semaines, est abondamment purgée dès les premiers jours. L'appétit revient. Dans la seconde semaine elle commence à prendre aussi des bains qui tonifient la peau. Les sueurs ont presque entièrement cessé ; elle marche, se promène. Ses digestions se font régulièrement.

Rentrée chez elle, elle vaque aux occupations ordinaires qu'elle avait dans l'état de santé.

22ᵉ OBSERVATION. — *Sueurs excessives passées en habitude, constipation ; guérison.*

M. B..., âgé de 45 ans, propriétaire près de Cintegabelle, robuste, bien constitué, a eu, il y a douze ans, des sueurs excessives qui durèrent quatre mois et qu'il eut peine à faire cesser. A l'entrée de l'hiver dernier, à la suite d'un coup d'air, il se mit à transpirer beaucoup, et il a contracté une telle impressionnabilité de la peau que, pour peu qu'il s'allége de ses vêtements, il est pris de frisson et de fièvre et se remet à suer à l'excès. Tous les sucs du corps s'exhalant ainsi par la peau, il y a constipation, ventre serré, matières alvines sèches, urine épaisse et peu abondante ; pas d'appétit, digestions mauvaises ; incapacité de tout travail.

Il vient à Aulus encapuchonné d'un burnous, et, en outre, la tête couverte de deux bonnets de nuit et d'un foulard par dessus, le corps moite de sueur. Dès son arrivée, il prend froid, état fébrile, toux. — Prescriptions : garder le lit dans une transpiration douce pendant 24 heures, puis boire quelques verres d'eau minérale, d'abord deux le matin et autant le soir, coupée d'un tiers de lait. Il est purgé, se sent mieux, on le fait lever et alléger de ses vêtements, puis prendre des bains ; l'appétit revient, la susceptibilité de la peau diminue ; il peut faire d'assez longues promenades sans suer. Après sept à huit jours de ce régime, il se sent très-bien, il sort et se promène sans être trop couvert, l'appétit se soutient, les digestions sont bonnes, les urines abondantes, la constipation a cessé ainsi que les sueurs.

— Nous aurons encore à citer, dans le cours de ce travail, le cas d'un prêtre qui, à la suite d'un séjour prolongé dans un confessionnal fraîchement plâtré, fut sujet à des sueurs de la tête tellement abondantes, qu'on voyait l'eau couler continuellement sur son visage, et que quand il inclinait la tête sur le calice en disant la messe, les gouttes de sueur tombaient dedans, ce qui l'inquiétait beaucoup. Il guérit sous l'influence des eaux d'Aulus, aidées de quelques autres révulsifs et de toniques qui furent prescrits.

On connaît l'antagonisme qui existe entre la sécrétion de la sueur par la peau et celle qui se fait par les voies intestinales et urinaires. Sécheresse de la peau, relâchement du ventre, disait Hippocrate. Notre organisme, en effet, constamment plein de sucs et d'humeurs, comme une éponge imbibée d'eau, reçoit constamment du dehors des substances liquides par le boire et le manger, par la respiration pulmonaire, par l'absorption cutanée, si bien que l'eau ou la partie humide forme les 8 ou 9 dixièmes de notre corps, et que la partie terreuse ou solide, desséchée, ne forme que l'autre dixième. Ces humeurs, soit qu'elles coulent dans nos vaisseaux, soit qu'elles imbibent nos tissus et nos glandes, sont l'objet d'un travail continuel de transformations. L'organisme qui les reçoit ou les pompe, les rend constamment aussi au dehors sous forme de transpiration cutanée insensible, de sueur manifeste, de perspiration pulmonaire, d'urine, de déjections alvines plus ou moins humectées.

Mais souvent, par un écart de la nature, l'excrétion des sucs et des liquides se fait presque exclusivement par une seule voie : par la peau, sous forme de sueurs excessives ; par les intestins, sous forme de diarrhée, par des urines exagérées. Quelquefois ces excrétions outrées et dégénérées entraînent avec elles au dehors des principes nutritifs précieux, huileux, muqueux, sucrés, albumineux, qu'on retrouve par l'analyse dans la sueur, les fèces, les urines. (Les mouches, chimistes excellents, accourent pomper la sueur fade et sucrée des pthisiques, par exemple). La perte de ces sucs, soit aiguë et rapide, soit lente et tournée en habitude, peut amener l'amaigrissement et la consomption du corps.

Il importe de rétablir l'équilibre en réveillant dans chaque organe l'exercice de sa fonction naturelle. S'il y a diarrhée excessive et prolongée, on tâche de ramener la sueur à la peau.

Si les sueurs sont trop abondantes et énervantes, avec constipation et défaut de sécrétion urinaire, il convient de tirer de leur torpeur les glandes des reins et des intestins et de provoquer leurs sécrétions. C'est l'effet qu'ont produit les eaux d'Aulus dans les cas précités.

Sur le choléra de 1854.

Ces sueurs, ces déjections alvines exagérées, s'observent surtout dans ces graves empoisonnements miasmatiques ou autres qui, atteignant la vie pour ainsi dire dans ses grands centres, rompent l'équilibre des organes et semblent affoler la nature.

En 1855, nous avons vu arriver à Aulus plusieurs personnes qui, une année après le choléra, se ressentaient encore des suites de cette redoutable maladie. Nous en donnerons ci-après les observations.

Mais peut-être serait-on curieux de connaître ce qui s'est passé à la station thermale d'Aulus en 1854 lorsque le choléra a envahi l'Ariége.

On sait que M. O. Henry a constaté, dans son rapport à l'Académie de médecine, l'analogie des eaux d'Aulus avec celles de Saumaise, de Contrexéville, etc., et que M. le docteur Baud a signalé ces dernières comme ayant une heureuse influence contre le choléra.

Nous n'avons pas eu occasion de faire à ce sujet la moindre observation. En voici la raison.

En 1851, l'épidémie cholérique, introduite du Levant sur les côtes françaises de la Méditerranée, s'était arrêtée aux crêtes des collines qui séparent l'Aude de l'Ariége. On pouvait espérer qu'elle ne les franchirait jamais.

Mais en 1854, par une rare exception, nous avons eu pendant quatre mois (de mai jusqu'à septembre) la terre presque sans pluie; le ciel était habituellement gris et le soleil terne; un vent d'Est peu intense, mais lourd pour les corps, n'a presque pas discontinué de souffler; le choléra sévissait à Marseille et sur le littoral de la Méditerranée; ses germes, transportés sans doute par les vents d'Est, s'avançaient de station en station dans la direction de l'Ouest. L'Hérault et l'Aude étaient envahis; les coteaux de l'Ariége furent franchis; la ville de Mazères, voisine de l'Aude, offrit le premier cas mortel de choléra. L'épidémie se répandit bientôt d'étape en étape dans toutes les vallées ouvertes aux courants de l'Est, soit sur les hauteurs, soit au milieu des coteaux ou dans les bas-fonds; toutes les villes, villages ou hameaux qui se trouvaient exposés à ces courants empoisonnés furent atteints. Ainsi fut décimée toute la vallée qui s'étend du Col del Bouïch et Alzen par La Bastide et Rimont jusqu'à la plaine de Saint-Girons et d'Eycheil ; ainsi le fut encore celle de Riverenert.

Mais, circonstance remarquable, les habitations abritées par des coteaux ou montagnes contre les courants épidémiques qu'apportait l'air du Levant, furent épargnées ; en sorte que dans le même bassin et quelquefois dans la même ville l'exposition à l'Est semblait y décider l'invasion du choléra. C'est ainsi entre autres que la ville de Foix, abritée par ses montagnes, se tira à peu près indemne de l'épidémie ; c'est ainsi que le village d'Aulus, fermé à l'Est et ouvert au Nord-Ouest, ne fut pas non plus atteint. Il y avait pourtant un peu partout une prédisposition à la cholérine, tenant au trouble général de l'atmosphère.

Au mois de septembre, les vents pluvieux de l'Ouest ayant soufflé avec force, changèrent les conditions atmosphériques et éteignirent ou refoulèrent l'épidémie. Plusieurs localités avaient perdu le quart de leur population. Un de nos confrères les plus estimés, le docteur Sentein, de Saint-Girons, victime de son dévouement,

clôtura la longue série des décès. Il ne s'est
donc offert à Aulus, en 1854, aucune occasion
de constater les effets de son eau minérale sur
l'empoisonnement cholérique.

Mais voici en peu de mots ce qu'en ont
obtenu les quelques malades venus •à Aulus
encore languissants par suite du choléra.

23ᵉ OBSERVATION. — *Suites du choléra, dyspepsie, faiblesse.*

M. M., brigadier des douanes, âgé de 55 ans,
fut surpris l'an dernier (1854) par une attaque
de choléra pendant qu'il était de service sur
le col d'une montagne ; il eut la diarrhée blan-
che pendant 52 jours, son corps s'était rape-
tissé et contracturé d'une manière étonnante ;
il eut ensuite, dit-il, plus de deux cents fu-
roncles et un abcès à la jambe.

A son arrivée à Aulus, le ventre est tumé-
fié et volumineux, les digestions sont mauvaises,
le teint d'un jaune pâle ; il n'a ni appétit ni
forces.

Il passe dix jours à Aulus et y reprend de
la fraîcheur, de l'appétit et des forces.

24ᵉ OBSERVATION. — *Suites du choléra, dyspepsie et anémie.*

Trois jeunes personnes de Saleix ont eu,

l'an dernier, le choléra. Depuis cette maladie, elles ont une céphalalgie constànte, des sueurs habituelles, peu d'appétit, l'épigastre habituellement douloureux, les jambes comme brisées et sans force, des palpitations quand elles montent, des suffocations.

Mieux notable à leur départ d'Aulus.

25ᵉ Observation.

P. L., de Durban, âgé de 60 ans, a été atteint du choléra, il y a deux ans; il éprouve, depuis cette époque, les symptômes suivants : forte constipation, céphalalgie, vertiges, digestions difficiles, pas d'appétit, langue crevassée, mal d'estomac, feu intérieur, bouche amère avec salivations, douleurs dans le bas-ventre, vents fréquents, ventre ballonné et volumineux; sommeil très-léger, rêves pénibles et troublés.

L'eau minérale le purge et dissipe la plupart de ces symptômes, l'appétit est revenu, le sommeil aussi, la céphalalgie a disparu, les digestions sont bonnes.

26ᵉ Observation. — *Suites du choléra ; dyspepsie, anémie.*

Mlle L., de Prat, âgée de 35 ans, grande

et robuste, était déjà venue à Aulus à l'âge de 33 ans, pour une suppression que les eaux dissipèrent il y a deux ans ; ses règles reparurent abondantes après un mois de séjour. L'année d'après (1854) elle eut la suette cholérique. Depuis lors ses règles, quoique régulières, ont été peu abondantes et ne durent que deux jours au lieu de quatre. Elle sent comme un poids avec douleur à l'épigastre ; les jambes sans forces ; elle a des palpitations, de la céphalalgie, pas d'appétit, dégoût d'aliments ; le pouls est lent.

Après quelques jours d'usage des eaux, elle éprouve une amélioration très-marquée.

Par ces quelques observations on peut voir que dans beaucoup de cas le passage du choléra a laissé dans les organes une longue et profonde impression.

Souvent les malades atteints de dyspepsie, sentent survenir à la bouche, même à jeun, un liquide insipide, glaireux, plus ou moins abondant, qu'ils appellent des eaux mortes. Les sécrétions des glandes qui, dans l'état normal, coulent de haut en bas le long des voies digestives, étant ainsi détournées de leur cours naturel, le gros intestin demeure sec et inerte ; les résidus de la digestion s'y arrêtent, s'y accumulent et s'y durcissent. L'eau minérale, par un lavage abondant, détrempe ces matières, rouvre les passages obstrués, réveille les sécrétions assoupies, et, par une action continue les ramenant vers le bas selon leur destination naturelle, dissipe la constipation.

27ᵉ OBSERVATION. — *Vomissement d'eaux mortes à jeun ; embarras d'estomac habituel.*

M. D..., de Saint-Paul, âgé de 56 ans, vomit tous les matins à jeun des *eaux mortes* en assez grande quantité, il rejette souvent aussi les aliments. Il y a plusieurs années que cette maladie a commencé ; elle s'est développée lentement. Il a le teint jaunâtre, mais pas de fièvre et nulle tumeur anormale appréciable. Habituellement il se sent l'estomac lourd et chargé ; s'il vomit alors, il est soulagé.

— Il demeure un mois à Aulus ; à son départ, vers le 20ᵉ jour, ses vomissements ont tout à fait cessé, l'appétit est meilleur, il se sent bien.

28ᵉ OBSERVATION. — *Gastrite, amaigrissement, constipation.*

Mlle P..., de Saint-Girons, de constitution

délicate , de tempérament nerveux , sanguin ,
âgée de 31 ans, a eu , dit-elle , il y a trois
ans, une gastrite qui l'a retenue quatre mois
au lit, et trois mois l'an dernier ; elle a eu
de longs chagrins ; elle est amaigrie , très-
constipée, sujette à des maux d'estomac ; elle
rend tous les matins à jeun des *eaux mortes*
qui lui viennent à la bouche. On sent un peu
de résistance au creux de l'estomac ; le front
est couvert de larges taches rousses.

— Elle passe trois semaines à Aulus, prenant les eaux avec beaucoup de modération ;
est un peu purgée.; l'appétit revient , les
maux d'estomac diminuent, les digestions se
font mieux.

Elle revient l'année suivante, plus fraîche,
plus grasse , ayant bien passé l'hiver et le
printemps.

29e OBSERVATION. — *Convalescence de fièvre
typhoïde.*

La nièce de la malade précédente vient
avec elle. Agée de 16 ans, elle est convalescente d'une fièvre typhoïde , pendant laquelle
elle a beaucoup grandi. Elle n'a quitté le lit
que depuis trois semaines; pâle , faible , elle

a peine à marcher. — Elle boit chaque jour quelques verres d'eau, et reprend rapidement de la force, de la fraîcheur et des chairs.

— Les deux observations qui précèdent font voir combien sont peu fondées les inquiétudes des personnes qui craignent que les eaux d'Aulus (si puissantes contre certaines maladies) ne soient trop irritantes et dangereuses pour les tempéraments faibles et les estomacs délicats. On voit au contraire qu'en activant et régularisant les digestions elles servent à rétablir les forces.

Nous reviendrons sur ce sujet à propos des observations de chlorose et d'anémie.

30ᵉ Observation. — *Constipation, douleur épigastrique, excrétion par la bouche d'un liquide insipide.*

Mlle P..., de Toulouse, âgée de 30 ans, amaigrie, mal assurée sur ses jambes, est très-constipée ; point d'appétit, bouche sèche, l'épigastre très-douloureux à la pression ; des *eaux mortes* lui viennent à la bouche la nuit. Le front est couvert de taches d'un roux un peu foncé (taches hépatiques); elle en a aussi aux avant-bras et au flanc gauche.

Elle repart d'Aulus après dix jours, mieux, point de douleur ; les taches ont pâli.

31ᵉ OBSERVATION. — *Dyspepsie, constipation, vomissements ; guérison.*

M. E..., de Tarbes, employé des contributions indirectes, âgé de 40 ans, gros et rond jusqu'à 18 ans, est devenu depuis sec et maigre ; digestions lentes, pas d'appétit, épigastre douloureux, vomissements, constipation habituelle et sensation de froid ou de frisson général ; douleur au creux de l'estomac. L'exercice du cheval augmente ses douleurs épigastriques.

— Il passe 15 jours à Aulus , est purgé, l'appétit est excellent, le teint frais ; il sent à peine encore un peu de douleur à l'épigastre.

32ᵉ OBSERVATION. — *Constipation , gastralgie , faiblesse.*

Mme D... , française , établie à Barcelone , âgée de 32 ans, un peu sèche, pâle, maigre, est constipée depuis dix ans, époque à laquelle elle s'établit avec son mari en Espagne, peut-être, dit-elle, sous l'influence du climat ; elle passe jusqu'à dix jours sans évacuations alvines, se plaint de l'estomac qui est sensible et douloureux à la pression, mange très-peu, point d'appétit, faiblesse générale.

— Elle prend par jour de 6 à 8 verres d'eau et est purgée ; elle prend aussi des bains. Dès les premiers, elle éprouve un grand calme et soulagement ; elle repart après vingt jours ; elle a acquis de l'appétit, les digestions se font bien, elle n'a plus de souffrances, et mange comme à l'état ordinaire de santé.

— Pour ne pas fatiguer le lecteur en relatant une trop longue série de cas de dyspepsie minutieusement détaillées, nous allons rapidement, dans les observations suivantes, extraire et rapporter seulement les traits qui nous ont semblé les plus intéressants.

33e OBSERVATION. — *Eaux mortes, vomissements amers.*

Un forgeron, âgé de 55 ans, sujet à des vomissements, déjà depuis l'apprentissage de son métier, est beaucoup plus souffrant depuis une dizaine d'années ; vives coliques d'estomac après le repas ; il inonde le sol *d'eaux*

14

mortes, amères, dont l'éjection le soulage ; douleur vers la région du pylore et du foie ; pouls lent, teint jaune-paille, maigreur ; sa faiblesse l'empêche de travailler ; il a vainement employé une multitude de remèdes.

— Les eaux d'Aulus, qu'il a bues en deux reprises, l'ont purgé assez abondamment (il en boit de 20 à 28 verres le matin, et 7 à 8 verres le soir) ; les douleurs et les vomissements ont cessé.

34ᵉ OBSERVATION. — *Constipation, vomissements chroniques.*

Mme C..., de Toulouse, âgée de 25 ans, était sujette dès son enfance à des vomissements, quoique d'ailleurs grasse et forte ; mais deux grossesses ont redoublé ses dispositions au vomissement. Elle est aujourd'hui très-maigre, mange peu, vomit parfois de la bile, parfois tout ou partie des aliments ingérés. Nulle tumeur appréciable ; très-constipée.

— Elle est purgée en ajoutant aux eaux un peu de sulfate de magnésie ; elle garde mieux les aliments.

35ᵉ Observation. — *Constipation, vomissèments glaireux, douleurs abdominales trois ou quatre heures après le repas.*

Mme S..., âgée de 32 ans, constipation opiniâtre, douleurs abdominales qui la tourmentent trois ou quatre heures après le repas, parfois vomissements de beaucoup d'eaux glaireuses ; mais non pas d'aliments.

— Elle est purgée, et se retire se trouvant très-bien.

36ᵉ Observation. — *Constipation, vomissements chroniques.*

M. X..., de Tarascon, vomit tout ce qu'il prend ; il rend par haut beaucoup d'eau ; les intestins demeurant secs, il ne va du corps quelquefois qu'après 15 jours, rendant des matières dures comme des balles. — La constipation disparaît.

37ᵉ Observation. — *Constipation habituelle.*

M. X..., de Toulouse, qui était habituellement constipé, vient tous les ans se purger à

Aulus. Quelques verres suffisent pour amener les évacuations. Il se trouve ensuite bien tout l'hiver ; pendant cinq ou six mois les voies digestives fonctionnent régulièrement.

— Il y a de nombreuses observations de ce genre. Beaucoup de personnes, qui étaient habituellement constipées et obligées de recourir à des purgatifs, retrouvent à Aulus le cours naturel du ventre. En général, les purgatifs ordinaires trop souvent employés rendent le sujet plus constipé qu'avant, l'intestin se blasant à la longue aux contacts des excitants un peu énergiques ; l'eau d'Aulus, au contraire, par son action douce, répétée et continue, stimule les membranes et les glandes sous-muqueuses sans les irriter, et rétablit pour longtemps la liberté du ventre.

38ᵉ Observation. — *Constipation, vertiges,*
eaux à la bouche.

M. L..., âgé de 69 ans, constipé, sans appétit, a la bouche amère et toujours pleine d'eau, même à jeun ; il éprouve constamment des maux de tête, des vertiges.

— Les purgations dissipent tous ces symptômes.

— Au lieu de se porter vers le haut sous forme d'eaux mortes et de glaires, les sucs gastriques, pancréatiques et autres sécrétions intestinales, sollicitées par diverses causes, peuvent se jeter vers le bas et former ces flux catharreux et désordonnés qui constituent les diarrhées chroniques. L'eau purgative, soit par une impression favorable sur les organes digestifs, soit par un lavage qui entraîne les matières viciées, dissipe les causes de la diarrhée et rétablit les sécrétions dans leur mesure naturelle.

39ᵉ OBSERVATION. — *Diarrhée chronique.*

Mme de S..., bien constituée, d'ailleurs, avait une diarrhée habituelle depuis plusieurs mois, bien que se privant de tous excitants et menant une vie sobre et très-active. Peu d'appétit, faiblesse et somnolence.

— Cette diarrhée cesse à Aulus.

40ᵉ OBSERVATION. — *Diarrhée chronique.*

Un voyageur de commerce, âgé de 29 ans, ayant très-chaud, prit une glace à Toulouse ;

il s'en suivit une diarrhée et dyssenterie qui a nécessité un long traitement ; on a même employé des lavements au nitrate d'argent. Les selles sont maintenant très-liquides, mais pas très-fréquentes.

— Quatre jours après, les éjections alvines deviennent épaisses ; le malade est depuis très-bien.

41ᵉ Observation. — *Diarrhée changée en constipation.*

Mme R...., âgée de 45 ans, fortement constituée, avait une diarrhée chronique. Les eaux d'Aulus la firent cesser et la constipèrent. Depuis, la diarrhée est parfois revenue, les eaux d'Aulus (à la dose de 7 à 8 verres) la constipent encore. Pour être purgée elle y ajoute du petit-lait.

Diverses suppressions ou métastases peuvent amener la dyspepsie.

42ᵉ Observation. — *Suppression de sueurs habituelles. Dyspepsie.*

M. G.-G., âgé de 67 ans, se livrait autrefois avec passion à la chasse, exercice qui lui procurait des sueurs abondantes. Depuis longtemps qu'il a cessé de chasser, il ne transpire plus ; tout aliment lui paraît fade ou acide ; nulle appétence. — Quelques verres d'eau excitent chez lui une forte salivation ; l'appétit lui revient.

43e Observation. — *Dyspepsie et vomissements cessant par la réapparition d'une éruption.*

M. J., de Paris, âgé de 42 ans, employé à une forte comptabilité, et s'appliquant à de longs calculs immédiatement après le repas, éprouve à l'estomac des crampes et des douleurs parfois intolérables ; il y a à l'épigastre un peu de rénittence ; il est pâle et a souvent des éructations et des vomissements.

Il avait eu autrefois aux dos des mains des boutons qui démangeaient assez et qui n'ont reparu qu'une fois depuis trois ans qu'il souffre de l'estomac.

— Après les quelques premiers jours de boisson, il lui survient aux bras, près des poignets, une éruption prurigineuse, et, un peu plus tard, une éruption qu'il compare à une culotte rouge, occupant la partie externe et postérieure des cuisses depuis le dessus des genoux jusqu'au haut des reins. Depuis les éruptions, il se sent mieux, l'appétit est meilleur. Peu à peu le teint devient frais, les digestions très-bonnes.

— D'après nos conseils , ce malade est passé du service sédentaire à un service actif. Il a bien passé l'année qui a suivi la cure thermale ; seulement, au mois de février, il a ressenti comme une courte réminiscence de l'affection gastrique. Il retourne à Aulus bien portant, la figure fraîche, pleine.

Les soucis , les chagrins , et en général toutes les fortes contentions d'esprit, troublent, retardent ou empêchent la digestion ; une mauvaise nouvelle ôte aussitôt l'appétit. On ne saurait trop recommander de ne pas se mettre à un travail intellectuel d'une certaine intensité immédiatement après le repas, surtout s'il est copieux. En effet, le cerveau et l'estomac ne peuvent pas bien fonctionner simultanément ; quand l'un travaille, il convient que l'autre se repose, sinon on finit par altérer l'un ou l'autre, et quelquefois tous les deux , par une trop grande diversion des forces nerveuses en sens contraire.

Les ouvriers qui occupent leurs membres à des travaux pénibles, ont besoin de se livrer au repos pendant la première digestion. Au contraire, les gens à vie sédentaire doivent faire, après le repas, un exercice qui, tirant les membres de leur torpeur habituelle, décentralise l'effort de l'innervation trop longtemps concentrée dans le cerveau ; ce travail des membres et le besoin de réparer leurs forces sollicite l'estomac à une bonne digestion.

Dans le cas contraire, les aliments ingérés dans le suc alimentaire, comme dans un tube inerte, s'y digèrent mal ou peu et fournissent matière à des fermentations vicieuses habituelles, principale cause des dyspepsies chroniques.

44e Observation. — *Vie sédentaire.*
Constipation.

M., receveur de l'enregistrement, âgé de 23 ans, grand, sec, très-sédentaire, pas d'appétit, digestions lentes, constipation, cuissons au fondement et tumeurs hémorrhoïdales. — Mieux.

45e Observation. — *Dyspepsie, suite de travail*
de cabinet immédiatement après le repas.

M. C., grand et fort, âgé de 48 ans, bien constitué pour un travail actif, est devenu se-

crétaire d'un bureau important ; il est dans
l'habitude de travailler aussitôt après le repas ;
il a des renvois venteux le matin et des eaux
mortes à la bouche et à jeun, une douleur à
l'épigastre qui ne lui permet pas de supporter
même la pression du pantalon ; il sent sa tête
très-fatiguée.

— Les purgations par l'eau minérale lui
rendent tous les ans un peu d'appétit et de santé.

46ᵉ Observation. — *Dyspepsie pour la même
cause.*

M., de Paris, âgé de 45 ans, caissier d'un chemin de fer, a eu des travaux de cabinet ex-
cessifs auxquels il se livrait immédiatement
après le repas. D'où digestions pénibles, douleur et sentiment de pesanteur et d'embarras
à l'épigastre ; eaux mortes venant à la bouche
parfois à jeun. Il a eu dans son enfance des
croûtes de lait, et plus tard du prurit à la région sternale ; plus tard encore de fortes céphalalgies qui ont cessé quand la gastralgie est
survenue.

— Il est un peu purgé, urine beaucoup ;
amélioration marquée.

47ᵉ Observation. — *Dyspepsie par suite de la même cause.*

M. M., d'une vie active à la campagne est passé à une vie sédentaire ; travaillant avec contention d'esprit aussitôt après le repas, ayant soutenu des luttes administratives et des contradictions, a perdu l'appétit, digère difficilement, a des vomissements, s'est amaigri.

— Amélioration.

48ᵉ Observation. *Chagrins, dyspepsie, constipation.*

M. L., négociant de Toulouse, âgé de 45 ans, de tempérament lymphatique bilieux, ayant eu beaucoup de soucis, se plaint de l'estomac ; l'épigastre est douloureux à la pression, les digestions pénibles ; les purgatifs dont il a usé ont rendu la constipation plus opiniâtre.

— Il repart après 20 jours, ayant repris un peu d'appétit et de fraîcheur et ayant été assez bien purgé par les eaux.

— Divers écarts de régime, l'usage de boissons irritantes, de liqueurs fortes ou alcooliques, l'absorption de substances toxiques, la présence de lombrics, du tœnia, etc., peuvent amener la dyspepsie.

49° OBSERVATION. — *Coliques , ballonnement du ventre.*

S..., âgé de 48 ans, de constitution un peu grêle, est depuis plusieurs années sujet à de vives coliques qui le saisissent dans les flancs, s'étendent sur tout l'abdomen , et principalement à l'épigastre qui est douloureux à la pression ; la cavité abdominale prend un grand volume par l'effet d'un ballonnement qui existe depuis dix ans. Le malade attribue le développement de son affection aux longues veillées passées dans les salons de Paris, sans préciser les circonstances.

Diverses eaux thermales auxquelles il s'est adressé ont produit une amélioration sensible ; mais dans l'intervalle des saisons la maladie fait toujours de nouveaux progrès.

Dans les premiers jours , les eaux d'Aulus ont paru exciter un peu de tenesme et de la chaleur au fondement ; ces accidents ont cessé le sixième jour , l'appétit est revenu, le ventre a repris son état normal ; ce malade est de-

puis revenu tous les ans à Aulus ; sa guérison
s'est soutenue.

50° OBSERVATION. — *Coliques, suite d'abus de boisson.*

P. S..., 47 ans ; trapu, robuste, travaillant
à l'excès, buvant sec et beaucoup, est sujet à
de violentes coliques, survenant souvent sans
cause immédiate connue , et cédant à divers
moyens.

— Il est purgé pendant dix jours et se trouve
très-bien.

51° OBSERVATION. — *Dyspepsie, abus de boissons.*

M... boit habituellement beaucoup de vin ;
depuis longtemps peu ou pas d''appétit ; eaux
glaireuses venant à la bouche, vomissements,
constipation.

— Amélioration dès les premiers jours.

52° OBSERVATION. — *Constipation et taches hépatiques.*

M. L..., de Paris, 27 ans, à la suite d'écarts

de régime, constipation opiniâtre, pas d'appétit ; épaules, ceinture et bas-ventre couverts de taches (hépatiques) roussâtres.

— Purgé ; beaucoup mieux.

53ᵉ Observation. — *Dyspepsie par abus de liqueurs alcooliques.*

A... a longtemps abusé de liqueurs alcooliques. Depuis environ treize mois il a douleur et tuméfaction à l'épigastre, éructations fétides ; eaux mortes venant en abondance à la bouche, il a eu des vomissements qui ont été arrêtés par un vésicatoire à l'épigastre.

Les eaux d'Aulus améliorent son état.

— Le vin est peut-être le plus puissant des toniques. Pris modérément il restaure les constitutions délabrées ; il réchauffe l'estomac, facilite la digestion, corrige la bile ; au besoin il émousse le sentiment de la faim, permet de se substanter avec moins d'aliments, et supplée quelquefois à ce qu'ils ont de défectueux comme qualité.

Mais le vin pris avec excès, outre les désordres qu'il entraîne dans les centres nerveux, amène le dégoût des aliments, il dispose aux inflammations chroniques gastro-intestinales, à l'anorexie, à la dyspepsie.

L'abus des boissons alcooliques est encore plus pernicieux. Un estomac qui s'accoutume à ce genre d'excitation, dès qu'il en est privé, tombe dans une sorte de défaillance, qui le porte à désirer une excitation nouvelle ; on court ainsi d'excitation en défaillance jusqu'à la perte de l'énergie radicale départie à l'organe. L'estomac à la longue, réduit à l'état inerte, comme tanné et parcheminé, ou même dégénéré et squirrheux, ne peut plus remplir sa fonction ; les aliments sont rendus par haut ou par bas tels qu'ils sont ingérés ; de là une émaciation progressive et funeste. Le vin pardonne quelquefois ; l'abus des liqueurs alcooliques, presque jamais.

Nous ne contestons pas qu'un verre de liqueur n'éveille les forces languissantes. Mais en général c'est à tort qu'on attribue à l'eaude-vie, quel qu'en soit le déguisement, la propriété de faciliter la digestion ; l'alcool, en coagulant certains principes alimentaires, ralentit la formation des gaz digestifs, et soulage l'estomac en empêchant sa distension par ces gaz, en sorte qu'au fond il retarde la digestion plutôt qu'il ne l'accélère.

54ᵉ Observation. — *Dyspepsie, suite d'abus*
d'eau sulfureuse.

Un officier ayant eu une main emportée par
un obus et l'autre estropiée, a tellement pris
de bains sulfureux dans l'espoir de donner de
la souplesse aux tendons, qu'il est dégoûté de
tout aliment; tout lui semble sentir le soufre,
lui-même a le teint couleur de soufre.

55ᵉ Observation. — *Dyspepsie et névralgie à*
la suite des eaux sulfureuses.

Un prêtre a une céphalalgie intense, déterminée, dit-il, ou aggravée par des eaux sulfureuses qu'il avait bues; il souffre de l'estomac,
a les digestions mauvaises, le teint jaunâtre.
S'il boit froid, la sensation se fait sentir au
haut de la tête, de même pour toutes les
autres sensations pénibles qui toutes lui semblent retentir au haut du cerveau.

A ces observations on pourrait rattacher des
cas de dyspepsies causés par certains purgatifs
drastiques, remèdes Leroi, Coloquinte, etc.,
et d'autres remèdes actifs à forte dose, comme
le sulfate de quinine, les préparations antimo-

niales et arsénicales , etc. ; ces dernières, fort
en vogue depuis quelques années, ont ceci de
particulier : que pendant. longtemps l'arsenic
peut paraître toléré et n'excite d'abord aucun
symptôme fâcheux ; puis comme si son activité
s'était accumulée sur tel ou tel point, de graves
inflammations éclatent tout à coup, à l'estomac,
aux reins ou au foie. Nous pourrions en citer
plusieurs cas.

— A la longue les maladies chroniques impriment à la physionomie un cachet particulier,
déterminé par la répétition des mêmes actes.
Il y a des praticiens physionomistes qui ont
élevé sur ce principe tout un système de diagnostic et qui, sur la simple inspection de la
face, présument d'avance certaines dispositions
pathologiques de l'individu. Le cas suivant
offre un trait de ce genre.

56e OBSERVATION. — *Dyspepsie, rictus des lèvres*

Mme K..., âgée de 55 ans, à la suite d'excès
de travail et de longs chagrins, est sujette au
vomissement , le teint est jaunâtre, elle est sans
appétit, l'épigastre est douloureux. On voit sur sa
figure une sorte de rictus de dégoût, les com-
missures labiales étant contractées, tandis que

15

la lèvre inférieure est pendante au milieu. Pulsations assez fortes du trépied coliaque ; un peu de rénitence dans cette partie.

57ᵉ Observation. — *Constipation à la suite d'une péritonite.*

Mme la baronne de X..., âgée de 41 ans , fortement constituée , dyspepsie , constipation opiniâtre et grande irritabilité des intestins , suite d'une péritonite grave , douleur et gonflement vers le flanc droit , parfois nausées, point d'appétit.

— Purgée par six verres d'eau. Mieux.

— Plusieurs personnes qui ne soupçonnaient pas chez elles la présence du tænia, en ont rendu à Aulus des quantités considérables. On conçoit que des purgations tous les jours répétées et un lavage incessant des intestins par l'eau minérale doivent étourdir et engourdir le parasite, qui finit par être entraîné. On a peut-être exagéré le danger du séjour du tænia dans les voies intestinales ; quelquefois aucun symptôme fâcheux n'en indique l'existence. Mais assez souvent il occasionne des espèces de défaillances d'estomac et d'autres accidents, et il convient de s'en débarrasser. Beaucoup de personnes se préoccupent de n'avoir pas rendu la tête du ver, et prennent dans ce but des remèdes spéciaux, quelquefois avec succès; mais souvent cette tête recherchée ne paraît pas, et néanmoins le parasite ne donne plus signe de vie.

— Quelquefois des matières durcies et accumulées dans le gros intestin peuvent faire supposer au malade l'existence d'une tumeur abdominale ou une autre lésion grave.

58e Observation. — *Engorgement dans le colon transverse.*

M...., âgé de 28 ans, il y a quelque temps obèse, maintenant moins, est malade depuis quatre mois; il éprouve une douleur entre l'épigastre et l'ombilic; cette partie est sensible à la pression; on y sent au toucher comme une tumeur flottante, rénitente, de la largeur de la main.

Les purgations ont dissipé la tumeur et la douleur.

59e Observation. — *Constipation, engorgement au cœcum.*

Mme d'O..., âgée de 40 ans, sèche et maigre, constipée, porte au flanc droit vers la région du cœcum, une tumeur rénitente, mobile, douloureuse.

— Elle est purgée , se trouve très-bien , la figure est meilleure, l'appétit excellent.

60ᵉ OBSERVATION. — *Gastralgie chronique, anorexie.*

M...., de Mirepoix , avait de telles crampes d'estomac se prolongeant vers la région du foie qu'il craignait une lésion grave de cet organe ; inappétence, constipation.

Il est purgé, mange de tout, la gaîté lui est revenue avec l'appétit.

Résumons ici, dans un tableau d'ensemble, les principaux symptômes consignés dans les observations de dyspepsie recueillies aux eaux d'Aulus :

Perte d'appétit , dégoût des aliments , eaux *mortes* ou glaireuses survenant à la bouche le matin à jeun, tantôt insipides, tantôt amères ; expulsion de salive ; éructations, vomissement soit simplement de flots de glaires , soit de bile verte, acide, amère, presque corrosive, soit d'aliments ; épigastre douloureux à la pression, quelquefois gonflé et tendu ; dans quelques cas, sorte de constriction soit d'avant en arrière , soit en travers, s'irradiant principalement vers la région du foie ; sentiment d'ardeur brûlante à l'estomac (comme s'il y avait une allumette, nous disait un malade) et remontant parfois jusqu'à la gorge ; coliques , douleurs vagues, s'étendant aux hypocondres , aux flancs , vers les reins , même vers les jambes ; sensation de pesanteur et d'embarras à l'épigastre ; grouillement d'entrailles , douleur obtuse vers le flanc droit (région du cœcum), cuisson et comme déchirure sanglante dans la défécation ; flatuosités épreintes , souvent hémorrhoïdes ; face pâle ou jaunâtre, amaigrissement, fadeur, acidité ou amertume à la bouche , quelquefois sentiment de défaillance ; très-souvent céphalalgie, frontale surtout , vertiges ; parfois ardeur dans tout le corps.

Constipation quelquefois opiniâtre ; manque d'évacuations pendant trois, quatre , huit et même quinze jours ; matières alvines plus ou moins durcies, parfois comme des balles. Pouls ordinairement assez lent ; quelquefois forts battements du cœur, pulsations intenses du trépied, cœliaque.

Moral assez généralement soucieux , triste , morose, mélancolique, hypocondrie.

Quelquefois constipation alternant avec diarrhée ; celle-ci accompagnée de coliques, tension abdominale et éjection de matières infectes et mal digérées.

Voilà le résumé des symptômes que nous trouvons consignés non certes pas dans chaque observation particulière de dyspepsie , mais dans l'ensemble de celles que nous avons recueillies.

Quant aux causes de la dyspepsie, voici les plus ordinaires : Vie sédentaire et défaut d'exercice ; alimentation trop copieuse et dépassant la quantité nécessaire à la réparation des forces en exercice ; abus du vin et des liqueurs fortes, défaut de mastication ; habitude de se mettre à un travail (de cabinet surtout) nécessitant de la contention, aussitôt après le repas ; passage d'une vie active et laborieuse à une vie oisive et désœuvrée ; cessation de sueurs habituelles, disparition ou cessation des menstrues, d'une éruption à la peau ou d'un écoulement auquel le corps était accoutumé ; coups reçus à l'épigastre , aliments de mauvaise qualité , nourriture longtemps insuffisante ; séjour dans un milieu chaud, humide ou mal aéré, plein de vapeurs malsaines, ingestion de substances toxiques ; suites d'empoisonnement paludéen et de fièvres intermittentes ou de diarrhée cholérique ; usage abusif de certains médicaments ou même d'eaux · minérales peu susceptibles d'être digérées ; présence de vers, du tænia ; soucis et passions tristes prolongés ; et quelquefois travaux prolongés excédant les forces.

Il est entendu que nous ne parlons ici que des dyspepsies sans lésions organiques appréciables, et non pas des maladies chroniques tenant à la lésion grave d'un organe dans laquelle la dyspepsie n'entre simplement que comme un symptôme.

Résumons maintenant les effets des eaux d'Aulus dans les cas de dyspepsie. En général, elles ont dissipé la constipation. Pour quelques malades, deux ou trois verres ont suffi ; en moyenne, on est purgé à la dose de 6 à 8 verres ; quelques-uns vont jusqu'à 10 ou 12 verres. Enfin nous avons vu une jeune fille d'Ercé qui n'était pas purgée par 18 verres ; à la vérité, elle n'en était pas incommodée ; elle rendait l'eau par les urines presque à mesure qu'elle l'ingérait, et l'appétit n'en était pas moins excité. Quelquefois les purgations ne s'obtiennent pas dès les premiers jours ; les matières mettent quelque temps à se détremper, et les glandes intestinales ne sont pas subitement incitées à sécréter leurs sucs ;

mais dans le courant d'une semaine l'effet est à peu près constant. Les matières évacuées sont d'abord assez généralement noires et poisseuses ; le travail évacuateur est souvent accompagné de légères coliques et de grouillements d'entrailles à mesure que les matières se détachent et sont poussées par le mouvement péristaltique intestinal ; plus tard , les déjections sont moins foncées et enfin simplement aqueuses.

Comme il faut une mesure même dans la purgation, il convient de diminuer ou d'augmenter le nombre de verres à ingérer, selon le résultat produit ; il faut même , selon les circonstances, suspendre ou arrêter définitivement la boisson de l'eau minérale. Il y a des personnes qui, à la longue , finissent par en être comme saturées et dégoûtées, et ne peuvent plus la supporter.

On a vu qu'en dissipant la constipation et la dyspepsie, les eaux d'Aulus ont fait disparaître tout le cortége des symptômes qui accompagnent spécialement l'état gastrique et bilieux, douleurs et ardeurs de toute sorte , et autres symptômes qui affectent, soit la tête, soit les autres viscères, et dont il est inutile de récapituler l'énumération.

Disons seulement que certaines personnes, obéissant quelquefois à la surexcitation de leur appétit, ou bien s'exposant à des refroidissements, soit après le bain, soit dans les promenades, soit dans les brusques intempéries fréquentes dans les pays de montagne, éprouvent quelquefois des indigestions ou d'autres accidents gastriques avec fièvre, qu'elles attribuent à tort à l'action des eaux, mais qui généralement sont très-passagers.

Nous avons vu un cas. où les eaux d'Aulus aggravaient les symptômes de vomissement et de dyspepsie. C'était une dame, de soi peu disposée à boire de l'eau, et qui cependant, ayant du dégoût et des vomissements, crut devoir essayer les eaux d'Aulus. Ces vomissements augmentèrent sous l'ingestion de l'eau minérale avec une telle intensité qu'elle fut obligée de repartir. Mais bientôt elle s'aperçut que ce dégoût et cette dyspepsie étaient le début d'une grossesse qu'elle n'avait pas soupçonnée. On sait qu'aux premiers mois de cet état, sous l'espèce de contriction physiologique qu'éprouvent les organes inférieurs, il survient tous les symptômes d'une dyspepsie plus ou moins pénible. Les eaux minérales ne sauraient dissiper une pareille cause.

Toutefois, quand la grossesse est plus avancée, la constipation qui l'accompagne quelquefois est heureusement combattue par quelques verres d'eau d'Aulus qui, sans avoir la violence de certains purgatifs, opèrent un effet simplement laxatif, ainsi que l'ont constaté divers praticiens.

XIX

Dyspepsies symptomatiques de lésions organiques des organes digestifs.

Nous avons passé en revue diverses observations de dyspepsie proprement dite, c'est-à-dire ces vices des fonctions digestives qui existent sans lésion organique appréciable. Mais souvent la dyspepsie n'est qu'un des symptômes d'une lésion organique grave qui est la maladie principale, engorgement du foie, squirrhe de l'estomac ou des intestins, tumeurs épiploïques, pancréatiques, et autres dégénérescences des organes abdominaux.

Les accidents morbides ne sont pas toujours en rapport avec la nature et l'étendue de la lésion. On voit souvent des tumeurs considérables occuper une grande partie de l'abdomen, sans trouble pour les digestions ; d'autres fois, des lésions, petites et insignifiantes en apparence, amènent les plus graves accidents.

Tantôt les eaux d'Aulus ont agi sur la lésion et diminué certains engorgements ; tantôt, sans faire disparaître la lésion organique, elles ont dissipé la dyspepsie et procuré un tel bien-être qu'on a cru à une véritable guérison.

Voici un de ces derniers cas, que nous croyons devoir rapporter avec quelque détail.

61ᵉ OBSERVATION. — *Squirrhe probable des intestins; amendement notable dans les symptômes.*

Mme ***, âgée de 40 ans, domiciliée à Toulouse, autrefois forte et bien constituée, mais sujette dès son enfance à des vomissements, éprouva, il y a quatre ans, des symptômes qui firent croire à une maladie du foie. Un examen plus attentif fit reconnaître vers le flanc gauche, au niveau de l'S iliaque du colon, une tumeur oblongue et rénittente, de la grosseur environ du petit doigt dans les moments de calme, mais se gonflant par moments, avec gargouillement du bas-ventre, bosselures des intestins, douleurs horribles qui font pousser des cris aïgus ; vomissement, soit des aliments ingérés, soit d'un liquide verdâtre, mêlé de matières jaunes. Même quand ces accidents sont passés, elle éprouve au flanc gauche comme la sensation d'un poids et par intervalle des douleurs lancinantes ; la première digestion se fait assez bien (tant que les aliments sont encore dans les parties supérieures des voies diges-tives) ; c'est cinq ou six heures après avoir mangé (c'est-à-dire quand la matière alimen-taire descend vers le colon), que les accidents éclatent, ou du moins que le malaise augmente. La marche est pénible en raison du tiraille-ment d'entrailles ; il y a peu de sommeil ; encore n'est-il obtenu qu'à l'aide des narcoti-ques ; la malade est faible, sa figure pâle, d'un teint gris-paille ; le pouls est sans fréquence, mais faible.

Plusieurs médecins, consultés sur cette ma-ladie, n'ont aucun doute sur l'affection squir-rheuse du colon, qui leur a paru incurable. On a essayé diverses eaux thermales ; quelques-unes l'ont calmée, la plupart l'ont irritée. Depuis le 20 mai, c'est-à-dire depuis plus de trois mois, elle est restée alitée, et ne s'est, pour ainsi dire, levée que pour venir à Aulus. A son arrivée, elle prend les eaux en boisson à dose fondante (trois ou quatre verres d'abord, puis cinq ou six par jour); la constipation cesse, il y a assez régulièrement une selle chaque jour, les digestions se font mieux, les bains surtout la calment singulièrement, elle dort bien, reprend de la force et des chairs; son estomac, qui ne tolérait plus ni pain ni lait, lui permet d'en manger maintenant et d'y joindre diverses viandes (poulet, perdreau, lièvre); elle se promène et va à pied du village jusqu'à la fontaine. Pendant son séjour à Aulus, les règles ont apparu, à la vérité avec des symptômes un peu orageux, mais moins décolorées, plus riches, plus abondantes; la malade se retire après vingt-sept jours, avec une amélioration aussi remarquable qu'inespérée. Pendant les trois ou quatre mois qui ont suivi, elle a pu vaquer à ses occupations, aller régulièrement à la messe, en un mot se croire guérie.

De tous les genres de lésions organiques qui peuvent atteindre les organes digestifs, celles du foie, sous forme d'engorgements d'ictères, sont les affections qui se sont offertes le plus souvent. En voici quelques exemples.

62ᵉ Observation. — *Engorgement considérable du foie. Diminution du volume de cet organe.*

Mlle L..., âgée de 43 ans, de La Bastide-de-Sérou, se plaint d'un engorgement qui s'est développé peu à peu à la région du foie. Cet organe déborde de quatre travers de doigt en dessous des côtes, l'engorgement se prolonge jusqu'à l'épigastre, toute cette partie est dure et douloureuse à la pression, on sent battre fortement les artères du trépied cœliaque; la malade éprouve dans toute cette région un grand sentiment de gêne et parfois des élancements et une douleur à peu près constante à l'épaule droite.

Elle séjourne à Aulus vingt-un jours, elle prend peu de bains, a d'abondantes évacuations, d'urine surtout. L'engorgement du foie a beaucoup diminué, la malade n'éprouve plus de souffrance, il y a seulement un peu de sécheresse à la bouche, le teint est plus frais, l'appétit très-bon.

Le sujet de cette observation, recueillie il y a 25 ans, a continué depuis de se bien porter; il est survenu seulement un peu d'obésité.

63ᵉ OBSERVATION. — *Engorgement chronique du foie.*

M. X..., de Sarrebruck, âgé de 45 ans, bien constitué, d'assez forte complexion, et occupé à une industrie considérable, a le teint blême, les digestions mauvaises, des douleurs vagues, surtout du côté du foie dont le lobe moyen fait évidemment saillie vers l'épigastre. Il attribue son état à une infection syphilitique ancienne. Il a subi beaucoup de traitements et essayé diverses eaux allemandes inutilement.

Les eaux d'Aulus amènent une notable amélioration. Il revient l'année suivante ; les digestions sont meilleures et plus faciles, la tumeur épigastrique moins forte, il dort mieux. Il passe encore à Aulus un mois et demi.

64ᵉ OBSERVATION. — *Dyspepsie, jaunisse.*

Madame de V..., âgée de 40 ans, à la suite d'un violent chagrin, a eu un engorgement du foie avec ictère aigu, violentes crampes d'estomac, des vomissements incoercibles. Elle est maintenant convalescente, mais a encore le teint jaune et peu d'appétit.

A son départ, mieux, digestions faciles, appétit bon, teint plus frais. La guérison s'est soutenue ; elle a eu longtemps de vives démangeaisons à la peau.

65ᵉ Observation. — *Ictère, suite de colère.*

Un concierge, 59 ans, est atteint d'ictère quatre jours après une colère concentrée, ayant reçu des reproches qu'il ne lui a pas été permis de confondre.

Il est purgé jusqu'à 25 évacuations par un litre d'eau ; ce qu'il rend est infect.

Amélioration.

66ᵉ Observation. — *Jaunisse.*

A..., cultivateur, 50 ans, sous des influences qu'il ne peut préciser, se trouve atteint d'un ictère depuis six mois ; peau très-jaune, sclérotique surtout, urine couleur d'orange, selles blanches, base de la poitrine douloureuse à droite, ventre un peu ballonné, pas d'appétit.

Après quinze jours, l'appétit meilleur, la face moins bouffie, les yeux moins jaunes.

FIN DE LA PREMIÈRE PARTIE

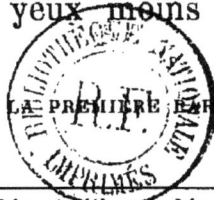

Foix, typographie et lithographie Vᵉ Pomiès.

FOIX
IMPRIMERIE
Ve POMIÈS